老年肌肉衰减综合征的预防与康复

郭 琪 韩佩佩 陈小雨 主编

Prevention and Rehabilitation of
Sarcopenia in the Elderly

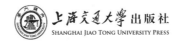

上海交通大学出版社
SHANGHAI JIAO TONG UNIVERSITY PRESS

内容提要

本书借鉴了美国、日本等发达国家的科研和临床工作经验,结合编者团队的科研和临床工作成果,采用图文并茂的方式,较为系统化、专业化地介绍了肌肉衰减综合征的预防与康复。该书共包含三章,分别为肌肉衰减综合征的基础理解、肌肉衰减综合征的评价指标和肌肉衰减综合征的康复方案。主要从肌肉衰减综合征的定义、病因与发病机制、诊断、预防与康复等方面进行阐述;其中详细讲述了肌肉衰减综合征的评估方法,并分别从运动、营养、药物、生活方式等方面具体讲解了肌肉衰减综合征的康复方案,注重了将实用性内容和进展内容的有机结合。

本书具备较强的可读性、科学性和实用性,适应广泛层面的读者阅读参考,包括康复医师、康复治疗师、康复治疗专业学生,以及全科医师、社区医务人员等,也可为患者、家属、护理人员以及健康老年人了解相关知识提供参考。

图书在版编目(CIP)数据

老年肌肉衰减综合征的预防与康复/郭琪,韩佩佩,陈小雨主编. —上海:上海交通大学出版社,2020
ISBN 978-7-313-23427-8

Ⅰ.①老… Ⅱ.①郭…②韩…③陈… Ⅲ.①老年人-肌萎缩-综合征-预防(卫生)②老年人-肌萎缩-综合征-康复 Ⅳ.①R746.4

中国版本图书馆 CIP 数据核字(2020)第 107791 号

老年肌肉衰减综合征的预防与康复
LAONIAN JIROU SHUAIJIAN ZONGHEZHENG DE YUFANG YU KANGFU

主 编:郭 琪 韩佩佩 陈小雨
出版发行:上海交通大学出版社　　　　　地 址:上海市番禺路 951 号
邮政编码:200030　　　　　　　　　　　电 话:021-64071208
印 制:上海万卷印刷有限公司　　　　　经 销:全国新华书店
开 本:880mm×1230mm　1/32　　　　印 张:5.25
字 数:122 千字
版 次:2020 年 7 月第 1 版　　　　　　印 次:2020 年 7 月第 1 次印刷
书 号:ISBN 978-7-313-23427-8
定 价:48.00 元

侯国珍（天津体育学院）

王丽岩（上海健康医学院）

蔡　明（上海健康医学院）

梁贞文（上海健康医学院）

金　凤（上海健康医学院）

赵　勇（上海健康医学院，江苏贝泰福医疗科技有限公司）

饶淑梅（天津天狮学院）

赵景旺（上海中医药大学）

序

健康老龄化是现代老年医学的重要使命。据第四次中国城乡老年人生活状况抽样调查结果显示,我国老年人群呈显著的高龄化、慢病化、失智化和空巢化特征。在众多的老年慢性疾病中,肌肉衰减综合征(sarcopenia)因其具有较高的发病率、进展隐匿、渐行加重等特点备受关注。

1989 年,Rosenberg 首次提出了"肌肉衰减综合征"这一术语,主要用于描述年龄相关的骨骼肌质量和功能丧失。经过 30 余年的不断研究,关于肌肉衰减综合征的诊断标准、流行现状、不良影响、潜在机制和预防及治疗措施已形成初步共识。目前,肌肉衰减综合征已被确认归属于肌肉疾病(诊断码为 ICD‐10‐MC),其应用最为广泛的定义由欧洲老年人肌肉衰减综合征工作组(European Working Group on Sarcopenia in Older People,EWGSOP)提出,得到亚洲肌肉衰减综合征工作组(Asian Working Group on Sarcopenia,AWGS)的支持,并于 2019 年 1 月更新为 EWGSOP2。研究发现,60～70 岁老年人群的肌肉衰减综合征发病率为 5%～13%,而 80 岁以上老年人可高达 11%～50%。作为常见的老年疾病,肌肉衰减综合征会导致老年人的独立生活能力下降,跌倒风险增加,致残率、致病率、病死率上升,给我国家庭医疗与社会公共卫生支出造成巨大负担。

在中国传统观念中，一些老年人会追求"有钱难买老来瘦"，为此刻意减少食量甚至长期吃素，但是最终可能由于蛋白质摄入不足导致肌肉质量流失。这时应高度警惕肌肉衰减综合征的发生。肌肉衰减综合征是一种复杂的多因素疾病，相关治疗措施已从单一方面的简单计划，逐步发展为综合的学科计划——以医学整体评估为基础，通过运动处方、营养处方、药物处方和生活方式管理等干预策略，为老年患者提供生理、心理和社会的全方位健康管理。除原发性肌肉衰减综合征外，继发性肌肉衰减综合征与器官衰竭、炎症性疾病、恶性肿瘤，以及内分泌疾病密切相关。因此，合并不同并发症的肌肉衰减综合征治疗方式也是我们关注的重点之一。随着研究的不断深入，虽然我国关于肌肉衰减综合征的认知得到了快速发展，但在这一疾病的康复道路上，我们仍然任重而道远。

自 2010 年以来，郭琪教授作为学科带头人致力于生活方式疾病与老年性疾病的教学、科研和临床工作。其中，肌肉衰减综合征是其重点研究方向之一，已建立了一个随访时间超过 6 年的老年人群队列数据库，有 22 篇肌肉衰减综合征相关文章被 SCI 引用，为肌肉衰减综合征的病因分析及危险因素调查提供理论支持。该书的编撰汇总了国内外相关指南与研究，具有很强的实用性和可操作性，对增加社会大众对这一疾病的认识和了解，辅助医务人员进行临床诊疗，具有较高的参考价值。

目 录

第一章

肌肉衰减综合征的基础理解

第一节　肌肉衰减综合征的定义

肌肉衰减综合征(sarcopenia)被定义为一种与年龄增长相关的,进展性、广泛性的全身骨骼肌质量与功能丧失,并发体能下降、生存质量降低及跌倒与死亡等不良事件风险增加的临床综合征。肌肉衰减综合征由 Rosenberg 于 1989 年首次命名,主要是指与年龄相关的肌肉质量和功能丧失。之前几十年,该术语多被用来描述肌肉萎缩(低肌肉质量)而与功能无关。这一概念现仍被用于一些癌症和其他疾病相关的肌肉衰减综合征研究。随着研究的深入,肌肉衰减综合征的定义取得了新的进展,将肌肉功能纳入到肌肉衰减综合征概念中已在世界各地达成共识。但是,相关变量和临界值还没有达到完全一致(表 1 - 1 - 1)。肌肉衰减综合征已被确认属于肌肉疾病,其诊断码为 ICD - 10 - MC。目前,应用最为广泛的定义是由欧洲老年人肌肉衰减综合征工作组(European Working Group on Sarcopenia in Older People, EWGSOP)提出,得到亚洲肌肉衰减综合征工作组(Asian Working Group on Sarcopenia, AWGS)的支持,并于2019 年 1 月更新为 EWGSOP2。在临床实践和研究中,此定义

也得到一系列国际科学协会的认可,包括欧洲老年医学学会
(The European Geriatric Medicine Society,EuGMS),欧洲临
床营养与代谢学会(TheEuropean Society for Clinical Nutrition
and Metabolism,ESPEN),欧洲骨质疏松症、骨关节炎和肌肉
骨骼疾病临床与经济学会(The European Society for Clinical
and Economic Aspects of Osteoporosis,Osteoarthritis and
Musculoskeletal Diseases,ESCEO),国际骨质疏松基金会
(International Osteoporosis Foundation,IOF)和国际老年病学
协会欧洲区域(International Association of Gerontology and
Geriatrics European Region,IAGG‐ER)等。

表1‐1‐1 肌肉衰减综合征的国际定义

- 2010年,欧洲老年人肌肉衰减综合征工作组(EWGSOP)使用肌肉质量、肌肉力量和身体活动能力来定义肌肉衰减综合征(未定义临界值)[4]。
- 2011年,国际肌肉衰减综合征工作组[5]和肌肉衰减综合征、恶病质和消耗性疾病协会(Society of Sarcopenia,Cachexia and Wasting Disorder,SSCWD)[6]使用肌肉质量和身体活动能力定义该疾病(定义了临界值);SSCWD使用了"移动受限的肌肉衰减综合征"一词。
- 2014年,亚洲肌肉衰减综合征工作组(AWGS)给出了与EWGSOP相同的定义,并定义了符合亚洲人群的临界值[7]。
- 2014年,美国国立卫生研究院基金会(Foundation for the National Institutes of Health,FNIH)利用肌肉质量和肌肉力量定义疾病(定义了临界值),身体活动能力作为结局指标[8]。
- EWGSOP在2019年更新了其定义(EWGSOP2),并定义了临界值,其中身体活动能力用于评估病情的严重性[9]。

在临床实践中,EWGSOP2指出,低肌肉力量伴有低肌肉质
量的人将被诊断为肌肉衰减综合征,这种情况可以理解为骨骼
肌衰竭或功能不全。一般情况下,健康年轻人的肌肉质量和力
量(与骨密度平行)在达到峰值后逐渐下降,其中肌肉力量下降

更为迅速[1]（图1-1-1）。而肌肉衰减综合征可能会急性出现（通常在疾病急性发作的情况下，如住院期间），或有一个更长期（慢性）的过程。世界卫生组织（World Health Organization，WHO）将老年人综合护理的重点从以疾病为中心的模式转移到以功能为中心的模式，关注包括肌肉力量在内的功能能力。

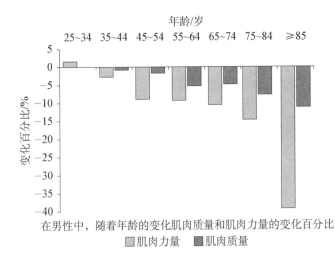

图1-1-1　肌肉质量和肌肉力量的变化

临床医生往往将肌肉衰减综合征与虚弱相联系，但没有意识到肌肉衰减综合征也可能存在于肥胖症中，从而导致残疾和病死率的增加。肌肉衰减性肥胖（sarcopenic obesity）通常是指个体同时存在肌肉衰减综合征和肥胖症，但是当关注的焦点只有肥胖症时，可能会忽视肌肉衰减综合征引发的不良后果。肌肉衰减综合征和肥胖症有一些潜在的病理生理学途径。在减重过程中，肌肉质量减少也会增加肥胖症个体的死亡和致残风险[2]。然而，关于肌肉衰减性肥胖的定义（如肌肉力量的诊断价值等）尚未达成共识。此外，研究还发现肌肉衰减综合征和吞咽困难[3]相关,这值得在临床实践中进行深入调查。

第二节　肌肉衰减综合征的患病率与发病机制

一、肌肉衰减综合征的患病率

(一)社区人群肌肉衰减综合征的患病率

流行病学研究显示,肌肉衰减综合征患病率具有明显的差异性。最近一项关于英国社区老年人(平均年龄 67 岁)的研究,使用 EWGSOP 的标准发现男性肌肉衰减综合征的患病率为 4.6%,女性为 7.9%[10]。美国的一项研究发现,平均年龄为 70 岁的中老年人肌肉衰减综合征患病率高达 36.5%[11]。在日本社区老年人中,当使用双能 X 线吸收测定法测量肌肉质量时,男性肌肉衰减综合征的患病率为 2.5%～28.0%,女性为 2.3%～11.7%,而采用生物电阻抗分析法测定时,男性肌肉衰减综合征的患病率为 7.1%～98.0%,女性为 19.8%～88.0%[12]。中国台湾和香港地区流行病学研究显示,男、女肌肉衰减综合征患病率分别为 6.7%～8.4%、0.4%～2.6%。Cheng 等比较不同种族与国家的数据后发现,上海 70 岁以上人群女性肌肉衰减综合征患病率为 4.8%,男性为 13.2%,比高加索人群低,但与日本人、韩国人患病率相近。Gao 等对中国城市与农村老年人群进行筛查后发现,60 岁以上人群总体患病率为 9.8%(男性 6.7%、女性 12.0%;农村 13.1%、城市 7.0%)。在中国的西部地区,农村老年人较城市老年人更易患肌肉衰减综合征[13]。

肌肉衰减综合征患病率的差异很大程度上是由于缺乏统一的肌肉衰减综合征诊断标准。此外，也与研究所采用的测量方法、研究人群的年龄结构、性别、种族及生活环境差异有关。综合国外的流行病学研究发现，70 岁以上老人的肌肉衰减综合征患病率至少达到 20%，而 80 岁以上老人的患病率则高于 50%。在我国，虽然还没有确切的全国范围内肌肉衰减综合征流行病学数据，但作者团队最新研究表明，肌肉衰减综合征的总患病率为 10%（男性 6.4%、女性 11.5%）[14]。此外，随着年龄的增长，肌肉衰减综合征的患病率也随之增加，呈现出女性高于男性、乡镇高于城市的特点。

（二）疾病相关肌肉衰减综合征的患病率

研究表明，肌肉衰减综合征的患病率与住院、慢性疾病相关[15]。因此，我们还应考虑慢性病患者的肌肉衰减综合征患病率。在慢性病患者中，经常观察到肌肉质量减少，经计算机断层扫描（computed tomography，CT）定义的肌肉衰减综合征患病率为 15%～60%。但不同人群的肌肉衰减综合征患病率差异也很大。住院患者和进行手术患者的肌肉衰减综合征患病率相对较低，只有 5%～25% 的患者表现出肌肉质量和力量的共同减少，而重症监护室的患者肌肉衰减综合征患病率则高达 60%～70%。Rossi 等[16]评估了 65 岁以上入院时间超过 5 个月的患者肌肉衰减综合征患病率，采用 EWGSOP 定义肌肉衰减综合征，发现 1/4 的患者出现肌肉质量减少，5% 归类为肌肉衰减综合征，其中 21.0% 患有严重的肌肉衰减综合征。在心血管疾病患者中，肌肉衰减综合征患病率高达 28%。在许多临床疾病中，用诊断性腹部 CT 扫描筛查肌肉衰减综合征，发现其在肝功能衰竭患者中的患病率为 30%～45%。Sheean 等[17]和

Weijs 等[18]在需要机械通气的患者中发现,肌肉衰减综合征的患病率分别为 56％和 63％。此外,在癌症患者中,肌肉衰减综合征的患病率为 15％～60％。Prado 等[19]和 Martin 等[20]的研究报道了呼吸道/胃肠癌患者中肌肉衰减综合征的患病率为 15％～50％,其他研究还描述了肺癌[21]、结直肠癌[22]和尿路上皮癌[23]患者的肌肉衰减综合征患病率,分别为 47％、39％和 60％。

二、肌肉衰减综合征的病理改变

早期肌肉衰减综合征的特点是肌肉萎缩。随着时间的延长,脂肪逐渐替代肌纤维,纤维化程度增加,肌肉代谢发生变化,出现氧化应激,运动神经元退化,最终导致肌肉功能减弱和丧失。

肌肉衰减综合征主要影响Ⅱ型(快收缩)肌纤维,而对Ⅰ型(慢收缩)肌纤维受影响较小。研究显示,与年轻人相比,70 岁以后老年人Ⅰ型肌纤维的横截面积下降 15％～20％,Ⅱ型肌纤维下降达 40％,这可能是部分Ⅱ型肌纤维向Ⅰ型肌纤维转化或Ⅱ型肌纤维数量直接减少所致,到 90 岁时,Ⅰ型和Ⅱ型纤维肌至少减少了 50％[24]。共聚焦显微镜下显示,肌肉衰减综合征患者的骨骼肌超微结构与年轻人的肌肉结构相比出现了明显变化,表现为兴奋收缩解偶联、横管系统肿胀和肌浆网碎裂。肌肉衰减综合征患者的肌肉还具有肌肉脂肪化的特征,可能是肌肉细胞附近的脂肪细胞直接影响其新陈代谢,与胰岛素敏感度有关。解剖和电生理学研究结果显示:随着年龄的增长,前角细胞和脊神经前根纤维会减少,这些组织学变化的机制可能表明,慢性神经病变过程会引发运动神经元的丢失,从而导致肌肉质量下降。此外,其他因素也会影响这些组织学变化,如生活方式、激素、炎性细胞因子和遗传因素等[24]。

三、肌肉衰减综合征的发病机制

探明肌肉衰减综合征发生与发展的机制有助于进行临床干预。随着研究的不断深入,发现肌肉衰减综合征与已知众多因素密切相关,其中包括蛋白质合成与分解失衡、热量和蛋白质摄入改变、激素水平变化、神经-肌肉功能衰退及运动单位重组、线粒体损伤、自由基氧化损伤及骨骼肌的修复机制受损、细胞凋亡和钙稳态失衡,各种因素间相互影响,共同促进疾病的进展[25]。然而,其确切的发病机制尚未完全明确,有待进一步研究。

(一) 蛋白质的营养失衡

蛋白质是人体的主要组成物质之一,约占肌肉重量的20%。蛋白质对维持肌肉的数量和质量有重要作用,由此推测肌肉衰减综合征很可能与蛋白质的代谢有关。研究表示,有1/3的老年人的每日蛋白质摄入量未达到推荐摄入量,其中15%的人摄入量不及推荐摄入量的75%。相关证据表明,低蛋白质摄入量与老年人肌肉质量和力量损失有关。例如,研究人员通过3年的队列研究发现,基线调查中的蛋白质摄入量较低的社区老年人瘦体重减少幅度较大[26]。Balagopal 等[27]表示,蛋白质合成减少在于 mRNA 量的减少,其中肌肉收缩蛋白肌球蛋白重链(MHC)的 mRNA 减少更为突出,mRNA 和 MHC 分别与肌肉蛋白质的合成和肌肉力量的增加相关。而合成必需蛋白质的能力决定了肌肉的收缩功能。这种肌肉蛋白质合成选择性地减弱致使肌肉质量降低,从而导致肌肉衰减综合征的发生。

(二) 激素水平的变化

随着年龄的增长,体内多种激素合成水平逐渐下降,包括生长激素、性激素(睾酮和雌激素)、胰岛素等,严重影响了肌肉蛋白质的结构和功能。

1. 生长激素

生长激素是人体最重要的激素之一,在维持骨骼肌质量中起着重要作用,其同化作用通过肝脏合成的胰岛素样生长因子1(IGF-1)实现。IGF-1通过增加肌卫星细胞,刺激蛋白质合成,提高肌肉功能。随着年龄增加,生长激素和IGF-1分泌下降,且生长激素脉冲释放也显著降低。经证实,生长激素水平的降低与肌肉力量的下降呈正相关,并且可能导致肌肉损伤。研究表明,健康成人经生长激素干预后,瘦体重明显增加而脂肪明显下降,肌肉力量也显著增加。

2. 性激素

研究表明,性激素浓度降低可能是肌肉衰减综合征发生的关键机制之一。性激素水平下降会加速肌肉质量的减少,主要体现在睾酮和雌激素方面。睾酮增加肌肉蛋白质的合成,其对肌肉的影响涉及多种因素的共同作用,包括遗传背景、营养和锻炼等。Gruenewald 和 Matsumoto 关于 29 项随机对照试验的系统评价显示,老年人应用睾酮替代治疗是有效的[28]。雌激素既可以通过核受体(ESR1、ESR2)基因表达,也能够由 G-蛋白偶联雌激素受体(GPER)表达来提高肌肉质量和力量。绝经期后,卵巢激素水平下降对肌肉功能造成损害。相关随机对照试验显示,对绝经后女性早期应用激素替代疗法可防止女性肌肉衰减综合征的发生[29]。但是,也有研究表明其益处微弱,且会增加乳腺癌风险。因此,在未探明有效性和安全性前,不推荐将性激素用于肌肉衰减综合征的治疗。综上所述,性激素在肌肉衰减综合征的发生过程中至关重要。

3. 胰岛素

随着年龄的增长,胰岛素影响体内脂肪含量及分布的作用逐渐下降。因此,胰岛素抵抗是肌肉衰减综合征的一种潜在的风险因素。Bijlsma 等[30]评估了肌肉衰减综合征但非糖尿病患者的肌肉特性,证实肌肉衰减综合征的发生与胰岛素抵抗有关。肌肉质量的减少可引发胰岛素抵抗;同时,胰岛素抵抗又可促进肌肉的分解,进而形成恶性循环。因此,胰岛素的减少或者胰岛素抵抗均可导致骨骼肌的减少。有研究通过改善哺乳动物雷帕霉素靶蛋白(mammalian target of rapamycin mTOR)信号通路,增加餐后胰岛素水平,进而增加肌肉蛋白质合成来克服年龄相关性胰岛素抵抗所致肌肉质量的减少。

(三) 细胞因子及炎症因子

老年人中肌肉的减少往往伴有脂肪的增加,而脂肪细胞和浸润的巨噬细胞可产生脂肪细胞因子(如瘦素、脂联素等)和炎症因子[如白细胞介素(IL)-1β、IL-6、肿瘤坏死因子(TNF)-α 等]。

1. 细胞因子

瘦素在调节机体摄食、能量代谢和葡萄糖稳态方面具有重要作用。其水平反映总体脂量。在中枢神经系统中,瘦素结合特定的下丘脑内受体从而调节食欲,同时通过神经内分泌调控途径及自主神经对周围组织发挥效应。随着年龄的增加,血清瘦素水平及下丘脑瘦素抵抗增加,肥胖和老年大鼠均表现出中枢瘦素抵抗和高瘦素血症[31]。此外,瘦素水平的上调还与老年厌食症相关。厌食直接导致蛋白摄入的不足伴发负氮平衡,出现肌肉蛋白质的降解和丢失。

脂联素是一种丰富的血浆蛋白,有研究表明,骨骼肌细胞中含有丰富的脂联素受体(AdipoR1 和 AdipoR2)。脂联素依赖脂联素受体信号激活,再通过依赖 AMP 活化的蛋白激酶(AMPK)的信号促进骨骼肌细胞的脂肪酸氧化和糖吸收,同时脂联素也可抑制核因子- κB(NF - κB)信号,减少单核-巨噬细胞系统及树突状细胞炎症介质如 TNF - α 和干扰素(IFN)- γ 的分泌,增加抗炎细胞因子 IL - 10 和 IL - 1Rα 的产生[32]。同时,脂联素可有效改善机体对胰岛素的敏感性,从而间接增加肌肉蛋白质的合成,还可通过阻止 IL - 2 和 IFN - γ 的产生,直接抑制自然杀伤细胞(natural killer cell,NK),但脂联素水平会随着年龄增长而下降。因此,可以考虑通过其干预肌肉衰减综合征的发生发展。

2. 炎症因子

炎症因子通过泛素蛋白酶体途径导致肌肉质量及力量下降,在肌肉衰减综合征的发生和发展中发挥关键作用。高水平的炎症介质与老年人的健康下降有关。一些分布在骨骼肌中的炎症介质可能直接影响骨骼肌的分解代谢,或通过其他机制间接发挥效应。实验证明,布洛芬干预后的低炎症水平老年动物,肌肉质量减少明显降低。这也支持了炎症介质对肌肉衰减综合征发展的影响[33]。

(四) 神经—肌肉功能衰退及运动单位重组

过去许多的动物和人类研究均提示,运动单位有增龄性改变的重建现象和 II 型肌纤维的萎缩。有人认为,骨骼肌质量和力量下降的主要原因是运动神经元的退化,由废用性和功能性失神经共同形成,引起肌纤维代谢改变和失神经样改变。在衰老过程中,运动单位往复进行着去神经支配、轴索生长和神经支配重建等变化。这一循环中只要一个环节出现故障,就会使神经恢复不良。失去神经元支配的肌纤维会发生失神经性萎缩,运动单位的数量和功能也会受到严重影响,并最终可能导致肌肉衰减综合征。随着年龄的增加,支配慢肌纤维的神经元接管邻近衰退的快肌纤维,运动单位重组直接导致骨骼肌收缩速度变慢,动作的精准度降低,且肌纤维也出现相应的萎缩或失能,引起肌纤维质量下降,若完全失神经改变可出现死亡现象。因此,很多学者认为运动单位重组是肌肉丢失的主要原因之一。

(五)自由基氧化损伤及骨骼肌的修复机制受损

在机体衰老过程中,大量自由基累积效应对骨骼肌细胞的肌膜、内质网及线粒体等造成严重的氧化损伤,从而影响 Ca^{2+} 的转运,致使骨骼肌的收缩功能下降。机体本身对于外来损伤具有自我修复的功能,但在肌肉衰减综合征患者中,自由基损伤了骨骼肌中具有修复功能的卫星细胞,因此也损伤了骨骼肌的修复功能,同时线粒体 DNA(mitochondrial DNA,mtDNA)表面没有组蛋白的保护。这一特殊性使其不断地受到氧自由基的攻击,且 mtDNA 的修复效率不高,受到的攻击不断累积,最终导致骨骼肌线粒体功能紊乱,出现肌肉功能下降。所以,机体衰老伴随的氧自由基堆积,修复功能受损等成为肌肉衰减综合征的重要发生机制之一。

(六)线粒体损伤

ATP 是肌肉力量的产生及维持的能量来源,线粒体是ATP 的生成场所。近年来,越来越多的证据指出,线粒体功能障碍是肌肉衰减综合征进展的关键驱动力之一。具体来说，线粒体产生的活性氧（reactive oxygen species，ROS）及随之而来的蛋白质、脂质、核酸的氧化损伤增加，是衰老过程中肌肉萎缩的机制之一。研究显示，线粒体功能紊乱可能直接加速衰老动物去神经改变。简而言之，肌肉萎缩程度与线粒体活性氧生成密切相关。而且，突触后线粒体功能紊乱可通过氧化修饰神经肌肉接头处关键蛋白对去神经改变及突触传递中重要的钙调节产生进一步损害。

（七）细胞凋亡

细胞凋亡是一种程序性细胞死亡，不伴有炎症或周围组织损伤。研究显示，细胞凋亡途径加速老年人肌细胞损失，可能是肌肉功能损伤的一个重要机制。骨骼肌的多核特性决定了其凋亡特殊性。骨骼肌凋亡级联反应的激活直接导致细胞核和部分胞质的移除，这一过程被称为骨骼肌细胞核凋亡。此外，凋亡信号可能通过激活泛素蛋白酶复合体系统地刺激肌肉蛋白质降解，导致肌纤维萎缩。另外，在肌肉萎缩过程中，蛋白质降解之前需要凋亡信号。因此，肌肉蛋白质水解作用和细胞凋亡有着密切的内在联系。骨骼肌纤维另一特性是存在两个生物能量和结构不同的线粒体亚群，即肌膜下线粒体和肌纤维间线粒体，这两个亚群对凋亡刺激表达不同的敏感性。因此，可能不同程度地参与了肌肉衰减综合征的发生发展。

（八）钙稳态失衡

随着机体的衰老，体内激素水平的变化、饮食量及营养物质吸收的减少等使得钙的流失量大于摄入量。最近的数据表明，每日钙的摄入量与肌肉质量之间的关系呈正相关。据 Seo

等[34]研究证实,增加每日钙的摄入量能有效地减少肌肉衰减综合征的发生率。对于钙代谢,钙火花(肌细胞内钙释放事件)是一个敏感的指标。研究发现,钙火花在肌肉衰减综合征发生前产生变化,导致钙稳态失衡。其他研究发现[35],MG29、triadin、junctrophilin等调控钙平衡的调控蛋白均发生了不同程度的增龄性减少,钙转导系统在衰老的骨骼肌中解离,甚至出现肿胀、破裂等。因此,钙稳态的失衡和肌肉衰减综合征的发生有很大的关联。

第三节　肌肉衰减综合征的危害

越来越多的证据支持,肌肉衰减综合征和一些负面健康结果相关,包括跌倒、体弱和残疾,甚至发生死亡。

一、增加跌倒和骨折风险

据数据统计,中国65岁以上老年人每年跌倒并造成严重损伤(脑震荡、骨折)约达4 000万人次。其中很多案例直接与老年肌肉衰减综合征所致的下肢力量不足相关[36,37]。研究显示,跌倒者和非跌倒者的肌肉质量相差约5%(男性为1 kg,女性为0.8 kg)。即使是正常的衰老过程,在35岁以后的40年间,男性肌肉质量会减少10.8%、女性会减少6.4%,容易跌倒的老年人在此基础上约下降5%。因此,肌肉质量增加5%在预防跌倒中至关重要。关于日本老年人的调查发现,肌肉衰减综合征患者与非肌肉衰减综合征患者相比,跌倒风险高达1.81倍。在一项关于意大利社区人群的研究显示,在校正年龄、性别和其他混杂因素后,肌肉衰减综合征患者的2年随访跌倒发生率比非肌肉衰减综合征患者高3倍以上[38]。另外,不仅仅是肌肉衰减综合征引发跌倒,也有必要考虑跌倒导致肌肉衰减综合征的反向关系,从大量的队列数据来看,跌倒会令人产生恐惧感,出现活动减少。运动不足会引起食欲下降、饮食量减少,最终导致运动功能下降(肌肉衰减综合征)。这种恶性循环将产生巨大的医疗费用和长期护理需求。因此,预防和改善肌肉衰减综合征至关重要。

另外,伴随跌倒的发生,骨折的风险性增加。当肌肉衰减综合征老年人跌倒风险较高时,伴发骨质疏松的比例也会随之增加。一项研究表明,肌肉衰减性髋关节骨折女性的骨质疏松症患病率较高。肌肉衰减综合征和骨质疏松症被认为有共同的致病途径和联系,如血液中高水平的炎症细胞因子、低水平的IGF-1和低维生素D浓度。因此,患有肌肉衰减综合征的老年人骨密度降低,不仅容易出现跌倒,而且容易发生骨折。

二、增加住院率和病死率

肌肉衰减综合征除引起骨骼肌质量减少、力量减弱、运动和平衡能力下降、跌倒风险增加外,还增加了糖尿病、关节炎、骨质疏松症、心血管病等疾病的发病风险,最终提高了老年人的整体病死率。一项对意大利70岁及以上老年人进行的观察性研究表明,肌肉衰减综合征在养老院老人中非常普遍,并与全因死亡率显著增加有关[39]。该研究小组的另一项后续研究表明,在7年的随访中,与非肌肉衰减综合征患者相比,患有肌肉衰减综合征的老年社区患者因各种原因死亡的风险明显更高[40]。不仅如此,一项涉及770名住院患者的多中心观察性研究发现,肌肉衰减综合征也与住院人数增加和重症监护病房老年人1年病死率上升有关[41]。最近，美国国家健康与营养调查（The National Health and Nutrition Examination Survey，NHANES）Ⅲ显示，与正常身体成分的女性相比，患有肌肉衰减综合征女性的死亡风险更高[42]。除此之外，肌肉衰减综合征被证明是老年急诊手术患者较高并发症发生率、出院预后和住院死亡率的独立预测因素[43]。综上所述，及时发现肌肉衰减综合征并治疗，对减少住院率和病死率至关重要。

三、加重患者与社会的经济负担

肌肉衰减综合征导致跌倒和骨折风险增加，患者日常生活能力下降，并与心脏疾病、呼吸系统疾病和认知障碍相关，致使患者出现运动功能失调、生活质量下降、丧失独立生活能力或长期需要别人照料，这将给家庭医疗负担与社会公共卫生支出带来巨大的影响。同时，肌肉衰减综合征还增加了住院风险，提高了住院期间的护理成本和住院费用。有研究发现，老年肌肉衰减综合征患者的住院费用比非肌肉衰减综合征患者高5倍。捷克的一项大型社区研究表明，肌肉衰减综合征老年人比非肌肉衰减综合征老年人的直接医疗成本高2倍多。在美国，由肌肉衰减综合征引发的各种疾病造成的经济损失每年超过180亿美元[44]。研究显示，肌肉衰减综合征患者，住院期间的护理费用均显著增加。因此，肌肉衰减综合征的治疗可以减轻患者和社会的经济压力。

第四节　肌肉衰减综合征的相关风险因素

一些风险因素可能会导致肌肉衰减综合征的发生(表1-4-1和图1-4-1)。所有与肌肉活动减少有关的因素都容易导致肌肉衰减综合征,如久坐不动的生活方式、住院、制动和长时间卧床休息等。某些疾病也可以通过慢性炎症和代谢紊乱加快肌肉衰减综合征的进程,如内分泌紊乱、恶性肿瘤、慢性炎症性疾病和晚期器官衰竭(心、肺、肝、肾或脑)。此外,营养状况通过改变肌细胞的稳态和能量代谢影响肌肉健康,特别是由于吸收不良、胃肠紊乱或厌食而导致的能量和(或)蛋白质摄入不足,这些均与肌肉衰减综合征发生有关。

表1-4-1　肌肉衰减综合征原因分类

年龄	年龄相关的肌肉减少
疾病	相关的器官衰竭(心脏、肺、肝、肾、脑),炎症性疾病,内分泌疾病,恶性肿瘤
不活动	久坐的生活方式(限制活动或卧床休息),缺乏体力活动
营养不良	营养不良或吸收不良,药物相关的厌食症,营养过剩/肥胖

一、年龄与性别

据流行病学显示,60岁以后老年人肌肉质量按每年1%～2%下降。随着年龄的增加,出现蛋白质合成能力下降,肌卫星细胞数量减少。Larsson 等[45]最新的综述表明,衰老引起的肌肉质量损失主要归因于运动神经元的逐渐丧失,与肌纤维数量和

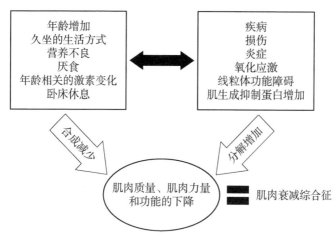

图 1-4-1 肌肉衰减综合征的主要危险因素

横截面积减少有关。伴随肌肉功能的逐渐下降,剩余的运动神经元对肌纤维的控制不能充分补偿运动神经元的损失。从细胞水平来看,其关键因素在于肌肉蛋白存在翻译后修饰导致的功能改变,以及线粒体和肌浆网蛋白表达之间失去协调控制。此外,在衰老过程中,骨骼肌的数量和质量变化也与获得性和遗传性神经肌肉疾病的发病机制有关。另外,运动神经元减少、Ⅱ型肌纤维萎缩引起肌肉功能下降,出现运动不足、食欲下降、炎症反应增加和性激素分泌下降,这些均会引起肌肉衰减综合征患病率的年龄进行性增加。其中,肌细胞线粒体功能障碍被认为是主要原因。

肌肉衰减综合征的患病率存在性别差异,且不同的研究之间具有争议。Melton 等[46]研究显示,在 60～69 岁男性和女性中,肌肉衰减综合征患病率分别为 10％和 8％,而在 80 岁以上男性和女性中,肌肉衰减综合征患病率高达 40％和 18％。但也有研究显示,肌肉衰减综合征的患病率女性高于男性,本团队前期针对中国郊区老年人肌肉衰减综合征的研究证实了这一点,男性肌肉衰减综合征的患病率为 6.4%，女性为 11.5%[14]。此外，本团队的另一项关于肌肉衰减综合征发病率的纵向研究也证明了这一点，老年女性在 1 年随访后发生肌肉衰减综合征的可能性是老年男性的 20 倍以上[47]，其差异主要由于肌肉衰减综合征缺乏公认的统一标准，与研究采用的定义、测量方法差异和研究人群的年龄结构、性别、种族及生活环境不同有关，仍需进一步的研究来证实。

二、激素和细胞因子

随着年龄的增长，激素水平随之下降，包括生长激素、睾酮、雌激素、甲状腺激素和胰岛素样生长因子，从而导致肌肉质量和力量的减少。男性 30 岁以后，睾酮水平每年下降 1%，这与肌肉质量和力量的减少有关。多项研究表明，睾酮补充对肌肉和骨骼组织存在有益作用，特别是老年人。睾酮可增加肌肉力量和身体功能，减少脂肪量，降低住院率。低剂量时，睾酮可增加蛋白质合成，从而增加肌肉量；高剂量时，睾酮可激活卫星细胞的募集和减少脂肪干细胞，从而增加肌肉生成和减少脂肪产生[48]。严重的肌肉量减少通常是由促炎细胞因子（如 TNF - α 和 IL - 6 等）介导的促分解代谢信号通路增强所导致的[49]。研究表明，慢性炎症是衰老过程的一个标志，高浓度的 TNF - α 和 IL - 6 同时存在于老年人骨骼肌中，这也是肌肉衰减综合征的发病机制。

此外，维生素 D 在骨骼肌肉代谢中起着重要作用，其随年龄增加而下降。老年人维生素 D 水平仅为成年人的 1/4，低维生素 D 会导致以 II 型肌纤维萎缩为主的肌肉衰减综合征[50]。研究表明，在护理院及社区老人中，补充维生素 D 可以使骨折风险减少 23%～53%。一项 2009 年的荟萃（Meta）分析显示[51]，每天至少补充 700 IU 维生素 D 的老年人跌倒风险降低了 19%。根据这些发现，目前推荐在所有患肌肉衰减综合征的患者中测量血清 25 羟维生素 D，并规定低于 100 nmol/L（40 ng/mL）的患者每天补充维生素 D 800 IU（20 μg）。

三、遗传

关于健康和疾病发展起源的流行病学研究表明，早期环境对生长和发展的影响可能对人类健康产生长期的影响。出生体重轻是早期环境不佳的一个标志，与成年后肌肉质量和力量下降有关[52]。一项研究表明，出生时体重轻与肌纤维评分低有关，这表明发育对肌肉形态的影响可能解释了出生时体重轻与肌肉衰减综合征之间的关系[53]。值得注意的是，肌肉衰减综合征的发生与遗传高度相关，其中肌肉力量的遗传度为 30%～85%，肌肉质量的遗传度高达 45%～95%。2009 年，有学者首次将全基因组关联研究运用于肌肉衰减综合征的遗传定位研究，通过对 1 000 名白种人 379 319 个单核苷酸多形态（SNPs）进行分析，发现促甲状腺激素释放激素受体基因中的两个 SNPs 与瘦体重的减少相关。此外，进化论认为，随着控制这些特征的基因老化，身体无法维持肌肉质量和功能。这一假说表明，适合旧石器时代晚期生存所必需的高强度肌肉活动的基因，并不符合长期久坐不动的现代生活方式。

四、生活习惯和身体活动

不良生活习惯与肌肉衰减综合征的高风险有关，包括蛋白质摄入量的减少,久坐不动的行为或生活中体育活动的减少,酗酒和吸烟等。一些流行病学研究也表明,长时间吸烟与中老年肌肉衰减综合征有关。Rom 等通过研究证明,香烟中烟雾能加速肌肉蛋白质的分解,最终导致肌肉衰减综合征的发生[54]。此外,长时间卧床休息和不活动会导致体重下降,并引起老年人肌肉急剧萎缩。缺乏锻炼是导致肌肉衰减综合征最主要的风险因素。与活动较多的患者相比,久坐不动的患者肌肉纤维减少和肌力下降更为明显。即使是专业运动员,如马拉松运动员和举重运动员,随着年龄的增长,肌肉质量和力量也会逐渐下降。相反,定期的体力活动可以延长寿命,降低残疾风险,即使从晚年开始的体力活动也能提高功能独立性并降低死亡率。在一项抗阻训练的随机对照试验中,经过 3～18 个月的干预,与对照组(低强度家庭锻炼或标准康复)相比,有 50％的受试者肌肉质量得到改善,75％的受试者肌肉力量增强。另一项针对 246 名女性的研究中,高强度多功能锻炼计划显著改善肌肉质量、肌肉力量和身体活动能力[55]。总体而言,保持良好的生活习惯,积极参与锻炼在预防肌肉衰减综合征方面是有益的。

五、疾病

许多长期的健康状况(包括认知障碍、情绪障碍、糖尿病和终末期器官疾病)都与肌肉质量和力量的加速丧失有关。本团队的一项横断面研究显示,肌肉衰减综合征与糖尿病和高血压显著相关[56],且另一项纵向研究也表明,在 1 年的随访时间里,基线调查中,患肌肉衰减综合征的患者 1 年后发生抑郁症的风险比非肌肉衰减综合征患者高 3 倍多[57]。除此之外,本团队的最新一项 3 年随访研究表明,基线的骨质疏松症患者 3 年后患肌肉衰减综合征的风险显著增高。

　　肌肉衰减综合征还与呼吸衰竭、肝功能衰竭，以及癌症患者的不良预后有关[15]。Weijs 等评估了 240 例需要机械通气的患者，发现其肌肉衰减综合征发生率高达 63%。Montano-Loza 等报道，与肌肉功能正常的患者相比，患有肝衰竭的肌肉衰减综合征患者的中位生存期较低，死亡率较高。Prado 等和 Fukushima 等报道肌肉衰减综合征是癌症患者生存情况的预测因子，当肌肉衰减综合征患者合并胃肠道和呼吸系统癌时，死亡风险高达 3 倍以上；当合并尿路上皮癌症时，死亡风险高达 4 倍以上。肌肉质量的减少是疾病发生发展的主要风险因素。无论病因如何，原发性肌肉衰减综合征和继发性肌肉衰减综合征都会增加不良后果的可能性。因此，需要更多的研究来探索肌肉质量和功能下降与疾病之间的关系。此外，需要针对低肌肉量和功能状态进行干预来确定逆转肌肉衰减综合征是否可以改善预后。

六、营养

　　营养不良在肌肉衰减综合征的发病过程中起着重要作用，不仅某些营养物质的缺乏会导致肌肉衰减综合征的发病，而且所食用食物的能量也是应该被考虑的原因。20～80 岁，男性和女性的食物摄入量分别下降约 5 439.20 kJ（1 300 kcal）和 2 510.40 kJ（600 kcal），这主要是由于咀嚼障碍、药物、生理性厌食和饮食习惯的变化，他们多以能量低的食物，如谷物、蔬菜和水果等，代替能量高的碳水化合物和富含蛋白质的食物。由于这些因素，营养不良在社区老年人中的患病率从 5%～20% 不等，在住院老年人中的患病率超过 60%。食物代谢为器官功能和肌肉活动提供能量。如果摄入能量不足以满足需要,就会消耗身体脂肪和肌肉以提供能量。因此,为了维持肌肉质量和身体状态,充足的食物摄入是至关重要的。老年人肌肉力量和身体状况的下降可能增加营养不良的风险,而营养不良可能导致进一步肌肉力量和身体状况下降,形成了一个恶性循环。此外,蛋白质、肌酸、亮氨酸的摄入减少也与肌肉衰减综合征的发生有关。

蛋白质摄入量超过 $0.8\,g/(kg \cdot d)$,特别是 $1.0\,g/(kg \cdot d)$ 的蛋白质摄入量,被认为是维持老年肌肉质量所需的最低量。蛋白质摄入量的增加可以增加肌肉的质量和功能,而且膳食蛋白质的氨基酸组成也会影响肌肉蛋白质的代谢。必需氨基酸是蛋白质合成的重要原料。因此,建议老年患者食用含有相对较高比例必需氨基酸的蛋白质,即优质蛋白质,同时,联合运动可以协同增强肌肉功能。另外,肌酸已成为一种有效的营养补充剂,当联合抗阻训练时能改善老年人的肌肉质量。因此,建议参与力量训练的老年人进行短期肌酸补充[5～20 $g/(kg \cdot d)$,2 周][48]。

第五节　肌肉衰减综合征预防的意义

目前,全球老龄化现象日趋严重。2008 年,10 人中就有一位老年人,预计到 2050 年,5 人中将有一位老年人,到 2150 年,3 人中就将有一位老年人。中国是老龄化状况最为严重的国家之一,2020 年,中国 65 岁以上人口将占全世界老龄人口的 24%,即 1/4 老年人是中国人,到 2050 年,中国 60 岁以上的老年人将达到 4.38 亿,占全国人口 1/3 以上[58]。老年人比例的大幅上升导致增龄性疾病激增，这对中国社会保障体系提出了严峻挑战。在增龄性疾病中，肌肉衰减综合征尤为引人关注。由于肌肉衰减综合征可能会对老年人产生多方面的严重后果，包括跌倒、骨折、丧失生活独立性、生活质量下降，以及死亡率增加。因此，及时筛查出肌肉衰减综合征的人群并给予早期预防干预尤为重要。重点关注的人群包括社区人群和有疾病的患者，人群特点如表1-5-1所示。后续的干预包括运动策略、营养策略、药物干预，以及全身肌电刺激等，将在后面的章节重点介绍。

表1-5-1 肌肉衰减综合征筛查目标人群

目标人群	人 群 特 点
社区人群	60岁及以上人群；合并慢性疾病（慢性心力衰竭、慢性阻塞性肺疾病、糖尿病、慢性肾功能不全、结缔组织病、结核菌感染及其他慢性消耗性疾病）；近期曾有入院史；长期卧床者
疾病患者	日常步行速度≤1.0 m/s者；营养不良者；近期出现跌倒者；合并抑郁状态或认知障碍；1个月内不能察觉的体重下降超过5%者；近期出现临床可见的力量、体能或健康状态下降或受损者

参考文献

[1] Ferrucci L, de Cabo R, Knuth N D, et al. Of Greek heroes, wiggling worms, mighty mice, and old body builders [J]. J Gerontol A Biol Sci Med Sci, 2012,67A(1):13-16.

[2] Hamer M, O'donovan G. Sarcopenic obesity, weight loss, and mortality: the English Longitudinal Study of Ageing [J]. Am J Clin Nutr, 2017,106(1):125-129.

[3] Zhao W, Yang M, Wu H, et al. Systematic review and meta-

analysis of the association between sarcopenia and dysphagia [J]. J Nutr Health Aging, 2018,22(8):1003 - 1009.

[4] Cruz-Jentoft A J, Baeyens J P, Bauer J M, et al. Sarcopenia: European consensus on definition and diagnosis: Report of the European Working Group on Sarcopenia in Older People [J]. Age Ageing, 2010,39(4):412 - 423.

[5] Fielding R A, Vellas B, Evans W J, et al. Sarcopenia: an undiagnosed condition in older adults. Current consensus definition: prevalence, etiology, and consequences. International working group on sarcopenia [J]. J Am Med Dir Assoc, 2011,12(4):249 - 256.

[6] Morley J E, Abbatecola A M, Argiles J M, et al. Sarcopenia with limited mobility: an international consensus [J]. J Am Med Dir Assoc, 2011,12(6):403 - 409.

[7] Chen L K, Liu L K, Woo J, et al. Sarcopenia in Asia: consensus report of the Asian Working Group for Sarcopenia [J]. J Am Med Dir Assoc, 2014,15(2):95 - 101.

[8] Studenski S A, Peters K W, Alley D E, et al. The FNIH sarcopenia project: rationale, study description, conference recommendations, and final estimates [J]. J Gerontol A Biol Sci Med Sci, 2014, 69 (5):547 - 558.

[9] Cruz-Jentoft A J, Bahat G, Bauer J, et al. Sarcopenia: revised European consensus on definition and diagnosis [J]. Age Ageing, 2019,48(1):16 - 31.

[10] Patel H P, Syddall H E, Jameson K A, et al. Prevalence of sarcopenia in community-dwelling older people in the UK using the European Working Group on Sarcopenia in Older People (EWG-SOP) definition: findings from the Hertfordshire Cohort Study (HCS) [J]. Age Ageing, 2013,42(3):378 - 384.

[11] Brown J C, Harhay M O, Harhay M N. Sarcopenia and mortality among a population-based sample of community-dwelling older adults [J]. J Cachexia Sarcopenia Muscle, 2016,7(3):290 - 298.

[12] Kim H, Hirano H, Edahiro A, et al. Sarcopenia: Prevalence and associated factors based on different suggested definitions in

community-dwelling older adults [J]. Geriatr Gerontol Int, 2016,16 Suppl 1:110-122.

[13] 中华医学会老年医学分会老年康复组肌肉衰减综合征专家共识撰写组. 肌肉衰减综合征中国专家共识(草案)[J]. 中华老年医学杂志. 2017,37(7):711-718.

[14] Han P, Kang L, Guo Q, et al. Prevalence and factors associated with sarcopenia in suburb-dwelling older Chinese using the Asian Working Group for Sarcopenia Definition [J]. J Gerontol A Biol Sci Med Sci, 2016,71(4):529-535.

[15] Peterson S J, Braunschweig C A. Prevalence of sarcopenia and associated outcomes in the clinical setting [J]. Nutr Clin Pract, 2016,31(1):40-48.

[16] Rossi A P, Fantin F, Micciolo R, et al. Identifying sarcopenia in acute care setting patients [J]. J Am Med Dir Assoc, 2014,15(4): 303. e7-303. e12.

[17] Sheean P M, Peterson S J, Gomez Perez S, et al. The prevalence of sarcopenia in patients with respiratory failure classified as normally nourished using computed tomography and subjective global assessment [J]. JPEN J Parenter Enteral Nutr, 2014,38(7):873-879.

[18] Weijs P J M, Looijaard W G P M, Dekker I M, et al. Low skeletal muscle area is a risk factor for mortality in mechanically ventilated critically ill patients [J]. Crit Care, 2014,18(2):R12.

[19] Prado C M, Lieffers J R, Mccargar L J, et al. Prevalence and clinical implications of sarcopenic obesity in patients with solid tumours of the respiratory and gastrointestinal tracts: a population-based study [J]. Lancet Oncol, 2008,9(7):629-635.

[20] Martin L W, Birdsell L, Macdonald N, et al. Cancer cachexia in the age of obesity: skeletal muscle depletion is a powerful prognostic factor, independent of body mass index [J]. J Clin Oncol, 2013,31 (12):1539-1547.

[21] Baracos V E, Reiman T, Mourtzakis M, et al. Body composition in patients with non-small cell lung cancer: a contemporary view of cancer cachexia with the use of computed tomography image analysis

[J]. Am J Clin Nutr,2010,91(4):1133S - 1137S.

[22] Lieffers J R, Bathe O F, Fassbender K, et al. Sarcopenia is associated with postoperative infection and delayed recovery from colorectal cancer resection surgery [J]. Br J Cancer,2012,107(6):931 - 936.

[23] Fukushima H, Yokoyama M, Nakanishi Y, et al. Sarcopenia as a prognostic biomarker of advanced urothelial carcinoma [J]. PLoS One,2015,10(1):e0115895.

[24] Dhillon R J, Hasni S. Pathogenesis and management of sarcopenia [J]. Clin Geriatr Med,2017,33(1):17 - 26.

[25] 曹彦花,杨宇,李丹,等. 少肌症发病机制的研究进展[J]. 实用老年医学. 2015,29(8):691 - 694.

[26] Robinson S M, Reginster J Y, Rizzoli R, et al. Does nutrition play a role in the prevention and management of sarcopenia? [J]. Clin Nutr,2018,37(4):1121 - 1132.

[27] Balagopal P, Schimke J C, Ades P, et al. Age effect on transcript levels and synthesis rate of muscle MHC and response to resistance exercise [J]. Am J Physiol Endocrinol Metab,2001,280(2):E203 - 208.

[28] Gruenewald D A, Matsumoto A M. Testosterone supplementation therapy for older men: potential benefits and risks [J]. J Am Geriatr Soc,2003,51(1):101 - 115; discussion 115.

[29] Greising S M, Baltgalvis K A, Lowe D A, et al. Hormone therapy and skeletal muscle strength: a meta-analysis [J]. J Gerontol A Biol Sci Med Sci,2009,64A(10):1071 - 1081.

[30] Bijlsma A Y, Meskers C G M, Van Heemst D, et al. Diagnostic criteria for sarcopenia relate differently to insulin resistance [J]. Age (Dordr),2013,35(6):2367 - 2375.

[31] FernáNdez-Galaz C, FernáNdez-Agulló T, PéRez C, et al. Long-term food restriction prevents ageing-associated central leptin resistance in wistar rats [J]. Diabetologia,2002,45(7):997 - 1003.

[32] Yamauchi T, Kamon J, Minokoshi Y, et al. Adiponectin stimulates glucose utilization and fatty-acid oxidation by activating AMP-activated protein kinase [J]. Nat Med,2002,8(11):1288 - 1295.

[33] Rieu I, Magne H, Savary-Auzeloux I, et al. Reduction of low grade inflammation restores blunting of postprandial muscle anabolism and limits sarcopenia in old rats [J] J Physiol. , 2009,587(Pt 22):5483 - 5492.

[34] Seo M H, Kim M K, Park S E, et al. The association between daily calcium intake and sarcopenia in older, non-obese Korean adults: the fourth Korea National Health and Nutrition Examination Survey (KNHANES IV) 2009 [J]. Endocr J, 2013,60(5):679 - 686.

[35] Zhao X L, Weisleder N, Thornton A, et al. Compromised store-operated Ca^{2+} entry in aged skeletal muscle [J]. Aging Cell, 2008,7 (4):561 - 568.

[36] 王晓君. 值得警惕的少肌症[J]. 健身科学. 2014,9:45 - 45.

[37] 肖桂. 预防少肌症为健康老龄化助力[J]. 食品与生活. 2014,8: 55 - 55.

[38] Landi F, Liperoti R, Russo A, et al. Sarcopenia as a risk factor for falls in elderly individuals: results from the ilSIRENTE study [J]. Clin Nutr, 2012,31(5):652 - 658.

[39] Landi F, Liperoti R, Fusco D, et al. Sarcopenia and mortality among older nursing home residents [J] J Am Med Dir Assoc. , 2012,13(2):121 - 126.

[40] Landi F, Cruz-Jentoft A J, Liperoti R, et al. Sarcopenia and mortality risk in frail older persons aged 80 years and older: results from ilSIRENTE study [J]. Age Ageing, 2013,42(2):203 - 209.

[41] Vetrano D L, Landi F, Volpato S, et al. Association of sarcopenia with short- and long-term mortality in older adults admitted to acute care wards: results from the CRIME study [J]. J Gerontol A Biol Sci Med Sci, 2014,69(9):1154 - 1161.

[42] Batsis J A, Mackenzie T A, Barre L K, et al. Sarcopenia, sarcopenic obesity and mortality in older adults: results from the National Health and Nutrition Examination Survey III [J]. Eur J Clin Nutr, 2014,68(9):1001 - 1007.

[43] Du Y, Karvellas C J, Baracos V, et al. Sarcopenia is a predictor of outcomes in very elderly patients undergoing emergency surgery

[J]. Surgery, 2014,156(3):521 - 527.

[44] Roubenoff R. Sarcopenic obesity: the confluence of two epidemics [J]. Obes Res, 2004,12(6):887 - 888.

[45] Larsson L, Degens H, Li M, et al. Sarcopenia: Aging-Related Loss of Muscle Mass and Function [J]. Physiol Rev, 2019, 99 (1): 427 - 511.

[46] Melton L J, 3Rd, Khosla S, Riggs B L. Epidemiology of sarcopenia [J] Mayo Clin Proc, 2000,75 Suppl: S10 - S13.

[47] Han P, Zhao J, Guo Q, et al. Incidence, risk factors, and the protective effect of high body mass index against sarcopenia in suburb-dwelling elderly Chinese populations [J]. J Nutr Health Aging, 2016,20(10):1056 - 1060.

[48] Ferrando A A, Sheffield-Moore M, Paddon-Jones D, et al. Differential anabolic effects of testosterone and amino acid feeding in older men [J]. J Clin Endocrinol Metab, 2003,88(1):358 - 362.

[49] Ryall J G, Schertzer J D, Lynch G S. Cellular and molecular mechanisms underlying age-related skeletal muscle wasting and weakness [J]. Biogerontology, 2008,9(4):213 - 228.

[50] Ziambaras K, Dagogo-Jack S. Reversible muscle weakness in patients with vitamin D deficiency [J]. West J Med, 1997,167(6): 435 - 439.

[51] Bischoff-Ferrari H A, Dawson-Hughes B, Staehelin H B, et al. Fall prevention with supplemental and active forms of vitamin D: a meta-analysis of randomised controlled trials [J]. BMJ, 2009, 339:b3692.

[52] Sayer A A, Syddall H E, Gilbody H J, et al. Does sarcopenia originate in early life? Findings from the Hertfordshire cohort study [J]. J Gerontol A Biol Sci Med Sci, 2004,59(9):M930 - 934.

[53] Patel H P, Jameson K A, Syddall H E, et al. Developmental influences, muscle morphology, and sarcopenia in community-dwelling older men [J]. J Gerontol A Biol Sci Med Sci, 2012,67 A (1):82 - 87.

[54] Rom O, Kaisari S, Aizenbud D, et al. Sarcopenia and smoking: a

possible cellular model of cigarette smoke effects on muscle protein breakdown [J] Ann N Y Acad Sci. , 2012,1259(1):47 - 53.

[55] Marzetti E，Calvani R，Tosato M，et al. Physical activity and exercise as countermeasures to physical frailty and sarcopenia [J] Aging Clin Exp Res，2017,29(1):35 - 42.

[56] Han P P，Yu H R，Ma Y X，et al. The increased risk of sarcopenia in patients with cardiovascular risk factors in Suburb-Dwelling older Chinese using the AWGS definition [J]. Sci Rep，2017，7 (1):9592.

[57] Chen X Y，Guo J H，Han P P，et al. Twelve-month incidence of depressive symptoms in suburb-dwelling Chinese older adults：role of sarcopenia [J]. J Am Med Dir Assoc，2019,20(1):64 - 69.

[58] 夏志伟,孟丽苹,张坚. 多不饱和脂肪酸在少肌症中作用机制的研究进展[J]. 中国慢性病预防与控制. 2015,28(7):556 - 558.

第二章

肌肉衰减综合征的评价指标

第一节　肌肉质量评定

关于肌肉衰减综合征的定义和诊断方法,虽然国内外尚未达成一致,但均认为肌肉质量和肌肉功能下降是肌肉衰减综合征重要特征,并且,肌肉质量是肌肉衰减综合征诊断的必要评定指标。因此,了解其测量方法和特性极其重要。本节将概述代表性的肌肉质量测量方法、测量原理及其特点。

一、肌肉质量的测量方法

肌肉质量可以通过多种方法测得,包括 CT、磁共振成像(magnetic resonance imaging,MRI)、双能 X 线吸收测定法(dual energy x-ray absorptionmetry,DXA)、生物电阻抗分析法(bioelectrical impedance analysis,BIA)(图 2-1-1)、超声、人体测量法、全身钾含量法、尿肌酐测定法等。目前,流行病学研究和临床上常用的有 CT、MRI、DXA 和 BIA 4 种(表 2-1-1)。其中,CT 和 MRI 能够最直接、最精准地测量骨骼肌质量,但由于 CT 和 MRI 测定价格昂贵、测试设备庞大,而且 CT 还

具有放射性,限制了其在肌肉衰减综合征流
行病学调查中的广泛应用[1]。目前两者只
是作为其他测量方法的矫正"金标准"来使
用。DXA 与 CT 相比,具有放射剂量少、测
试方便的优点,其测定结果与 CT 和 MRI
一致性较好,是目前评估骨骼肌质量最常用
的一种测量方法,可作为 CT 和 MRI 的理
想替代方法,而且 EWGSOP、IWGS 均推荐
选用 DXA 评估骨骼肌质量[2]。BIA 与 CT、
MRI、DXA 相比,虽然精准度略有下降,但
其测量方法更简便,可由非专业人员操作,
而且无辐射,非常适合社区等大规模流行病
学调查研究[3]。而且 BIA 与 DXA 的测量结果没有显著性差

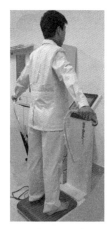

图 2-1-1　生物
电阻抗分析法(BIA)
测定肌肉质量

异,AWGS 也推荐 BIA 作为社区筛查的主要工具。因此,BIA
在骨骼肌质量测量中起着越来越重要的作用。但 DXA 和 BIA
易受脂肪、机体含水量等因素的影响,并不适用于各种原因导致
的水肿病人和肥胖者骨骼肌质量的测量[4-6]。值得提出的是,目
前国内外关于肌肉衰减综合征肌肉质量测量尚无统一的方法,
而且缺少对现有测量方法测量结果的精准性检验[7]。

表 2-1-1　代表性的肌肉质量测量方法及其特征

测量要点	CT	MRI	DXA	BIA
测定精准度	高	高	良好	稍低(个体差异大)
需要时间	较短	稍长	较短	短
检查场所(可移动性)	受限	受限	受限	可以携带
检查费用	高	高	适中	低

测量要点	CT	MRI	DXA	BIA
被辐射量	高	高	高	微乎其微
测定姿势	卧位	卧位	卧位	立位（也有卧位）

二、肌肉质量评价指标

可以通过各种技术估计肌肉质量，并且存在多种校准身高或体重指数（body mass index，BMI）结果的方法。肌肉质量可以报告为全身骨骼肌质量（skeletal muscle mass，SMM）、四肢骨骼肌质量（appendicular skeletal muscle，ASM）、特定肌肉群或特定身体位置的肌肉横截面积。从根本上说，肌肉质量与体型有关；即体型较大的个体通常肌肉质量较大。因此，当量化肌肉质量时，可以采用不同方式调整 SMM 或 ASM 的绝对水平，例如，使用身高的平方（Ht^2）（ASM/Hight^2）、体重（ASM/体重）或体重指数（ASM/BMI）进行矫正。目前，大多数研究使用 ASM/Ht^2，即骨骼肌质量指数（skeletal mass index，SMI）量化肌肉质量。在低于年轻男性和女性参考组的平均 ASM 的两个标准差下，ASM 的阈值被提议为肌肉衰减综合征的性别特异性临界值。

三、根据 BIA 法的肌肉质量的评价及其标准值

BIA 可用于估计 SMM 或 ASM。BIA 设备不直接测量肌肉质量，而是基于全身电导率得出肌肉质量的估计值。BIA 使用转换方程式，该方程式参考特定人群中 DXA 测量的瘦体重。BIA 设备价格实惠、便携，可广泛使用，特别是单频仪器。由于

使用不同的仪器品牌和参考人群时,肌肉质量的估计值不同,建议使用不同设备生成的原始测量值及交叉验证的 Sergi 方程进行标准化处理。BIA 预测模型与其衍生的群体最相关,Sergi 方程基于欧洲老年人群。临床上,应考虑这些人群和患者之间的年龄、种族及其他相关差异。此外,BIA 测量也可能受患者的水合状态的影响。基于 BIA 价格底廉、易携带,无需专业人员操作,而且无论是门诊患者,还是住院患者,在临床实践中相对易操作,因此目前使用 BIA 测量肌肉质量优于 DXA;当然,还需要更多的研究来确定特定人群的预测方程。

目前,EWGSOP2[3] 提出的关于低肌肉质量 SMI 的临界值,男性为 $7.0 \ kg/m^2$,女性为 $6.0 \ kg/m^2$。近年来,中国陆续开展了一系列关于肌肉衰减综合征的研究[8,9],多采用 AWGS 提出的 SMI 诊断指标(BIA 法),若男性 SMI$\leqslant 7.0 \ kg/m^2$,女性$\leqslant$ $5.7 \ kg/m^2$ 即可认为肌肉质量减少。然而,应该指出的是,关于首选的调整方案以及是否可以对所有人群使用相同方法仍存在争论,并且这些临界值也可能会根据种族进行修改。

四、根据身体测量值的肌肉质量的评价及其标准值

如果临床医生不能使用 DXA 或 BIA,他们可以使用人体测量法测量。事实上,最近的一项调查显示,人体测量数据是目前临床实践中使用最广泛的方法(57.5% 的临床医生在他们的实践中使用人体测量数据测量肌肉质量),其次是 DXA (45.9%)。存在几种人体测量方法,即 BMI、小腿围、中上臂围和皮褶厚度。中臂肌和小腿周围肌群与四肢骨骼肌群相关,反映健康和营养状况,可以预测老年人的身体活动能力、健康状况和生存率[10,11]。然而,随着年龄的增长,脂肪分布的变化和皮

肤弹性的丧失使得维度和皮褶测量在老年人身上失去了准确性和精准性[12,13]。但一些研究表明,调整年龄、性别或 BMI 的人体测量结果与 DXA 测量的瘦体重有很好的相关性。研究显示小腿围可以预测老年人的身体活动能力和生存情况(临界值31 cm)[11]。此方法在肌肉质量评估困难的情况下意义重大。例如,对卧床不起的护理设施入住者等。因此,在没有其他肌肉质量诊断方法可用的情况下,小腿围测量可用作老年人的诊断指标之一。

人体测量是一种简单的临床预测工具,可以很容易地应用于肌肉衰减综合征,因为它们提供了最便捷、普遍适用、廉价和无创的技术,以评估人体的大小、比例和组成。然而,由于预测误差较大,在应用于个体时,其有效性受到限制,而且为了识别较低的肌肉质量,仍然需要定义临界值。因此,如果患者通过人体测量确定存在肌肉衰减综合征的风险,仍然建议使用 DXA 或 BIA 测量肌肉质量。

第二节　肌肉力量评定

一、肌肉收缩方式和肌肉力量

肌肉的收缩方式分成不伴随关节运动的等长性收缩,肌肉一边缩短一边收缩的向心性收缩,一边伸展一边收缩的离心性收缩。最好是根据这些收缩方式测定能发挥的最大肌力。

肌肉力量是人体神经肌肉系统工作时克服或对抗阻力(如重力、惯性力、外力等)的能力。因为随着年龄的增加,速度肌肉优势下降,所以最大肌肉力量也会降低更多。研究表明,老年人的肌肉力量对于步行和日常生活能力(activities of daily living,

ADL）动作的执行非常重要，以快角速度进行的等速性肌肉力量的测定，对于捕捉肌肉功能降低是有益的肌肉力量测定手段。

二、肌肉力量的测量方法

（一）徒手方法

临床上，经常使用的评价有徒手肌肉力量测试（manual muscle test，MMT），以检验者的徒手抵抗和抗重力的运动为基准，是等长收缩对肌肉力量的评价方法，关于测定的客观性、可靠性仍有争论。

（二）使用器械的方法

除了具有代表性的握力计、背肌力计、徒手肌力计［手持式测力计（hand-held dynamometer，HHD）］、等速性肌力测量设备的测量外，还有使用大腿推蹬机（leg press machine）和测力计这样的训练器械的方法也是众所周知的。根据运动速度、关节角度所能发挥的最大肌肉力量是不同的。

（三）其他方法

椅子站起测试，如一定的时间内能够来回站起几次的测定方法，以及规定次数的站起动作所需要的时间的测定方法。

三、代表性的肌肉力量测量方法和标准值

（一）握力

握力是最简便的肌肉力量评价指标。最近一项研究表明低

握力是患者预后不良的强有力预测因素。例如,住院时间延长、功能受限程度增加、较差的生活质量和死亡率增高[14]。此外,无论是老年医学科,还是风湿科的临床医生,都更偏向使用握力来测量整体肌肉力量,而不采用胸压和下肢等速测力。一般来说,握力与腿部力量以及下肢力量、膝关节伸展扭动和小腿肌肉横截面积相关[15,16]。握力测量容易执行,成本低廉,不需要经过专业培训的工作人员;测试的标准化条件包括让受试者站立,前臂伸直;临床医师应演示测力计的使用,并记录最佳数值;应测量 4 次,每只手臂 2 次。理想情况下,应鼓励患者在 4 次试验中每次 3～5 s 内尽量用力挤压;通常,4 个测量值的最高读数报告为最终结果(图 2-2-1)。Jamar 测力计或类似的液压测功机是该测量的"金标准"。然而,当由于手部残疾(如患有晚期关节炎或中风)而无法测量握力时,可以测量下肢力量。

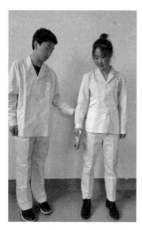

图 2-2-1　握力测定

据报道,肌肉衰减综合征中握力的临界值,欧洲男性为 30 kg,女性为 20 kg[17]。AWGS 提出若男性＜26 kg,女性＜18 kg,可视为肌肉力量低下[18]。2019 年,EWGSOP2 使用低肌肉力量作为肌肉衰减综合征的主要参数;肌肉力量目前是最可靠的肌肉功能测量指标,当出现肌肉力量下降时,可能发生肌肉衰减综合征。同时也提出了最新的握力临界值,男性为 27 kg,女性为 16 kg[3](1 kgf＝9.8 N)。

（二）下肢伸膝肌力

下肢肌肉力量的测量直接影响步行和站立等日常生活能力（ADL），是重要的肌肉力量测量项目之一。膝伸展肌肉力量包括股四头肌的肌肉力量，股四头肌是下肢的主要肌肉群。在此，我们介绍 HHD 方法，这种方法很容易在医院和社区健康活动中被引入（图 2‐2‐2）。受试者坐在高位的硬椅上，髋关节与膝关节维持屈曲 90°角的姿势，脚踩在地

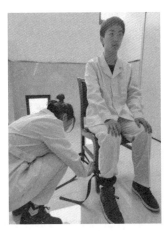

图 2‐2‐2　下肢伸膝肌力测定

板上，双臂放在大腿上，并将测力计垂直置于受试者被测下肢踝部上方，最后告知受试者用力伸直膝盖以推动测力计，要求受试者逐渐增加力量，以达到最大的自主努力程度，然后他们保持最大力量 5 s，记录测力计读数。下肢伸膝肌力测量改变了关节角度变化时的目标张力。因此，在测量时，需要注意下肢关节角度的设定和该位置的固定。测量杠杆臂距膝关节的运动中心到传感器垫中心的距离，并将杠杆臂长度设定力臂。伸膝力矩通常使用力量乘以杠杆臂。关于老年人固定带膝部伸展肌力测量的可靠性研究，结果显示组内相关系数（intraclass correlation coefficient，ICC）为 0.85～0.92[19]，也有研究表明这与等速伸膝力矩相关。

研究显示对于老年人独立的起居移动动作伸膝力矩为 1.43 Nm/kg，预测老年人跌倒的伸膝力矩为 1.28 Nm/kg[20]。最大步行速度为 1.22 m/s 以上的下限伸膝力矩值为

1.1 Nm/kg。此外,还可以用平均体重的肌肉力量来表示(%:kgf/kg×100),老年人可以独立行走肌肉力量为体重的46%,院子内独立步行为40%,爬楼梯为50%,能够从40 cm椅子上站起来为35%。

(三) 使用等速肌力测量设备的测量

在使用了 BIODEX、CYBEX、KINCON 等测量肌肉力量设备的肌肉力量测量中,除等长性和等张性肌肉力量外,还可以通过计算机控制来测量等速性肌肉力量。由于这些设备庞大而昂贵,往往难以在医院和大学外实施。受试者坐于 Cybex 测试椅上,髋关节屈曲90°角,用固定带将身体固定好,以防测试过程中身体位移。非受试下肢放置于凳子上,受试侧的股骨外髁作为膝关节屈伸运动轴心的体表标记点,并对准 Cybex 阻力臂的旋转轴中心。Cybex 阻力臂垫置于受试下肢的踝关节上方。要求受试者在测试过程中双手握紧把手,以减少身体用力及移动。需要注意的是,需要消除受试者的心理焦虑,特别是在等速运动的情况下,保持角速度不变,力量越高,机器就会产生越强的阻力。此时,必须充分了解并提前了解运动方向和运动次数,以便它能够越来越快地抵抗阻力。角速度通常为30~300°/s,并且根据评估目的而各不同。通常用峰值力矩值作为肌肉力量的指标,即使对于老年人的测定也显示出可靠性很高(biodex system3, ICC=0.81~0.99)[21]。伸膝力矩(Cybex Ⅱ,角速度60°/s)小于1.2 Nm/kg时,最大步行速度降低。

(四) 最大肌肉力量

老年人力量训练研究中常采用的最大力量测试有卧推、坐姿腿屈伸、俯卧腿弯举、腿蹬伸等[22]。其中应用频次较多的是坐姿腿屈伸和俯卧腿弯举,这是因为股四头肌和股后肌群在骨骼肌中所占的比重较大,而且腿部肌肉对老年人的日常活动能力具有重大影响。最大力量可以用等动或等速测力仪测试,也可采用自由力量器械或其他力量器械进行测试,但都需要事先确定动作的角度和幅度等因素。

受试者在机器上采取关节弯曲约 90°的姿势,测定伸展至 0°时的最大重量,在老年人中可靠性得到验证(ICC＝0.95～0.98)[23]。1 次重复最大力量(1 repetition maximum,1RM)的测试方法是进行最大下负荷的准备运动,从对象可实施的负荷(最大负荷量的 50%～70%)开始,每次慢慢增加负荷量,一直到运动不能完成为止,每次测试间隔 3～5 min,1RM 与等速性伸展扭矩相关性较高。

(五) 椅子站起测试

椅子站起测试是腿部肌肉力量的代表(股四头肌组)。椅子站起测试测量患者在不使用其手臂的情况下从坐姿上升 5 次所需的时间;定时椅子站起测试是一种变化,它计算患者可以在 30 s 间隔内站起和坐在椅子上的次数。由于椅子站起测试需要力量和耐力,因此该测试是合格但方便的肌肉力量测量。

然而,重复的椅子站起测试,这是一个定时测试,要求参加者从椅子上站起来,而不使用他们的手臂,并坐回座位,连续 5 次,已被证明能够提供一个合理可靠和有效的低身体力量的指示。受试者手臂交叉,至于胸前;双脚平放于地面上;重复起立过程中,确保手臂交叉至于胸前,直到测试结束;站起后,坐下,再站起……一共重复 5 次;中间不能暂停,尽可能快速完成;受试者每完成 1 次,都大声计数,直到 5 次完成,秒表停止计时(图 2-2-3)。若出现以下情况则停止:受试者感到劳累或者呼吸短促;受试者借助手臂;1 min 后,受试者还没完成测试。EWGSOP 提出,男性若 5 次时长>15 s 则表明肌肉力量低下。

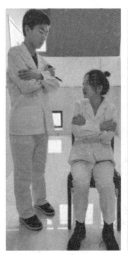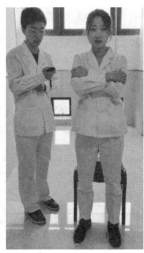

图 2-2-3　椅子站起测试

四、肌肉力量测量的注意事项

对老年人进行肌肉力量测量的时候,应考虑实施检查时的安全性和可执行性。在关节炎症和运动时发生疼痛的情况下,要进行风险管理。在肌肉力量测定中要进行充分的说明,以避免过度呼吸。另外,为了发挥最大力量,老年人要花时间来适应体力测定,需要进行充分的教导和练习。肌肉力量测定的禁忌证有不稳定心绞痛、控制不良的高血压、恶性心律失常、心力衰竭、重度的瓣膜狭窄、瓣膜逆流和肥厚性心肌症。因为对于负荷抵抗,肌肉力量测定可能会发生严重的心律失常。

第三节　身体活动能力评定

一、身体活动能力评定的意义

身体活动能力是指为了在日常生活中独立工作而执行身体任务的能力。它涉及全身的功能,而不是单个器官的功能,它不仅依赖骨骼肌,还依赖于与中枢和周围神经系统整合在一起的完整的肌肉骨骼系统,以及一系列其他身体系统的参与。可以通过步行速度、简易身体活动能力量表(short physical performance battery,SPPB)和计时起立-行走测试(timed up and go test,TUGT),以及其他测试来测量身体活动能力。但是,并不是总使用某些特定的身体活动能力测量方法。例如,当患者由于痴呆出现步态失调或平衡障碍时,则需要灵活更换其他测量方法。

最新的 EWGSOP2 定义建议,应将身体活动能力视为肌肉衰减综合征严重程度的衡量标准[3]。具体地,当出现肌肉力量下降时,可能发生肌肉衰减综合征;若肌肉力量下降且伴有肌肉质量减少,则可诊断为肌肉衰减综合征;若出现肌肉力量下降,肌肉质量和身体活动能力也同时下降时,则可诊断为重度肌肉衰减综合征(表 2-3-1)。肌肉衰减综合征严重程度的分级对于预测预后和选择干预的强度很重要。一些临床试验表明,干预措施对严重和非严重的肌肉衰减综合征具有不同的作用,这是关于考虑严重程度重要性的新证据。例如,对于严重的肌肉衰减综合征,需要进行一次包括锻炼在内的强化、多维干预。

表 2-3-1　2019 年 EWGSOP2 关于肌肉衰减综合征的定义

定　　义	标　　准
仅出现标准(1),可能发生肌肉衰减综合征。	(1) 肌肉力量减少
符合标准(1)和标准(2),确诊为肌肉衰减综合征。	(2) 肌肉质量减少
满足标准(1)、(2)、(3),则诊断为重度肌肉衰减综合征	(3) 身体活动能力低下

二、身体活动能力的测量方法

(一) 步行速度

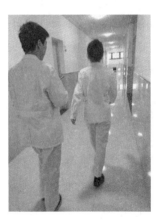

图 2-3-1　步行速度测试

步行速度被认为是肌肉衰减综合征的快速、安全和高度可靠的测试,并且它在实践中被广泛使用。步行速度已被证明可预测与肌肉衰减综合征、残疾、认知障碍、住院、跌倒和死亡率相关的不良后果[24]。常用的步行速度测试称为 4 m 常规步行速度测试,速度可通过秒表手动测量,也可通过电子设备测量,以测量步行时间[25]。测定方法为两端各预留 2 m、正常 8 m 的直线距离,让受试者以平常的行走速度完成测试,记录 2 次中间 4 m 的行走时间(图 2-3-1)。测试过程中,叮嘱受试者,要以平时速度走,不要故意放快或放慢。为简单起见,EWGSOP2 建议临界步行速度≤0.8 m/s 作为严重肌肉衰减综合征的指标[3]。

（二）"起立-行走"计时测试（TUGT）

受试者坐于椅子2/3处，上身保持直立，体位放松，后背贴在椅子背上，双手平放于大腿上，两脚着地，脚尖朝前（使用拐杖等辅助工具的受试者可以使用其辅助工具步行）；离开椅子背起开始计时，要求受试者用最安全、最快的速度行走，绕过3 m外的标志物（旋转方向自由），重新回到椅子上时间结束，记录完成测试的时间（图2-3-2）。值得注意的是，如果受试者不能贴在椅子背上，从身体开始移动起计算时间，用最安全、最快的速度行走[26]。EWGSOP2提出TUGT时间20 s视为身体活动能力低下[3]。

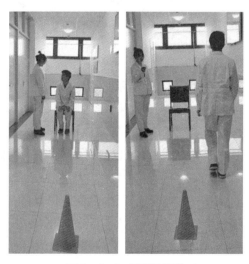

图2-3-2　TUGT测试

（三）简易身体活动能力测试（SPPB）

SPPB是一项复合测试，包括步行速度评估、平衡测试（图

2-3-3)和椅子站起测试。最高得分为12分,这些测试侧重于下肢功能。研究表明与移动能力、残疾和患者结局相关,包括住院率和死亡率,得分≤8分表示身体活动能力低下[17]。步行速度和重复椅子站立测试的评估在前面的章节已描述,这里重点介绍平衡测试。操作标准如下(图2-3-4)。

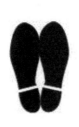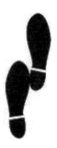

图2-3-3　平衡测试

1. 双脚并排站立

(1)测试之前,测试人员演示一遍。

(2)叮嘱受试者,希望他/她能双脚并排站立,坚持10 s左右。

(3)测试过程中,受试者可以通过移动手臂、弯曲膝盖、晃动身体维持平衡,但是不能移动双脚,直到测试人员告知停止。

(4)测试人员站在受试者周围,做好防护,防止跌倒。

(5)当受试者双脚并排后,询问受试者"准备好了吗"。

(6)当测试人员说"开始"的同时,秒表计时开始。

(7)当受试者完成10 s测试,或者双脚移动或者扶住测试人员时,测试结束。

(8)如果不能完成该项测试,记录下坚持的时间,直接进入4 m测试。

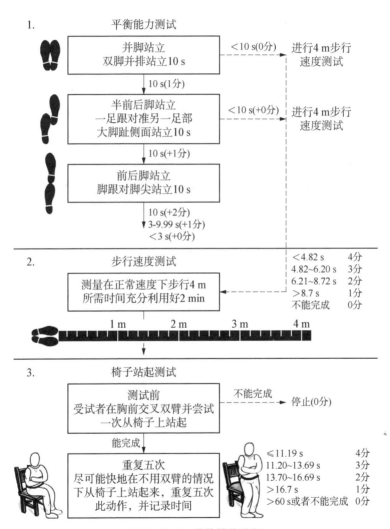

1.　　　　　　　　平衡能力测试

| | 并脚站立
双脚并排站立10 s | <10 s(0分) | 进行4 m步行
速度测试 |

10 s(1分)

| | 半前后脚站立
一足跟对准另一足部
大脚趾侧面站立10 s | <10 s(+0分) | 进行4 m步行
速度测试 |

10 s(+1分)

| | 前后脚站立
脚跟对脚尖站立10 s |

10 s(+2分)
3-9.99 s(+1分)
<3 s(+0分)

2.　　　　　　　　步行速度测试

| 测量在正常速度下步行4 m
所需时间充分利用好2 min |

<4.82 s　　4分
4.82~6.20 s　3分
6.21~8.72 s　2分
>8.7 s　　1分
不能完成　0分

1 m　　　2 m　　　3 m　　　4 m

3.　　　　　　　　椅子站起测试

| 测试前
受试者在胸前交叉双臂并尝试
一次从椅子上站起 | 不能完成 | 停止(0分) |

能完成

| 重复五次
尽可能快地在不用双臂的情况
下从椅子上站起来，重复五次
此动作，并记录时间 |

≤11.19 s　　4分
11.20~13.69 s　3分
13.70~16.69 s　2分
>16.7 s　　1分
>60 s或者不能完成　0分

图 2-3-4　具体操作流程

2. 半-前后脚站立

叮嘱受试者,希望他/她一只脚的脚后跟能接触到另一只脚的踇趾侧面,坚持 10 s 左右(其他与"双脚并排站立"测量方法一致);

3. 前后脚站立

叮嘱受试者,希望他/她一只脚的脚后跟触到另一只脚脚趾,两脚成一条直线,坚持 10 s 左右(其他与"双脚并排站立"测量方法一致);

4. 注意事项

(1) 测试过程中,受试者不能有任何辅助工具或者他人辅助,但是可以帮助受试者站起来;

(2) 双脚并排站立→半前后脚站立→前后脚站立,需按照这个顺序依次进行,不能完成者,则直接进入 4 m 步行速度测试。

(四) 400 m 步行测试

400 m 步行测试评估步行能力和耐力。对于该测试,要求参与者尽可能快地完成 20 圈,每圈 20 m,并且在测试期间允许最多休息 2 次。400 m 步行测试可以预测死亡率,但需要一条长度超过 20 m 的走廊才能完成测试过程。EWGSOP2 指出不能完成 400 m 步行测试或者完成时间超过 6 min 视为身体活动能力低下[3]。

(五) 6 min 步行距离测试

6 min 步行距离测试需要长 30 m 的走廊,每 3 m 做出一个标记。折返点上放置圆锥形路标(如橙色的圆锥形交通路标)作为标记。在地上用色彩鲜艳的条带标出起点线。起点线代表起始点,也代表往返一次的终点。测试前要求受试者在 6 min 内尽可能走得远一些,在这条过道上来回地走。6 min 时间走起来很长,所以要尽自己的全力,但请不要奔跑或慢跑。

将受试者带领至起点处。测试过程中,操作者始终站在起点线附近。不要跟随受试者一同行走。当患者开始出发时,开始计时。受试者每次返回到起点线时,在工作表中标记出折返次数,要让受试者看到这些行动。动作可以稍微夸张一些,就像短跑冲刺终点线上的裁判按下秒表一样。用平和的语调对患者讲话:

1 min 后,对患者说(语调平和):“您做得不错。您还要走 5 min。”

剩余 4 min 时,对患者说:“不错,坚持下去,您还要走 4 min。”

剩余 3 min 时,对患者说:“您做得很好,您已经走完一半了。”

剩余 2 min 时,对患者说:“不错,再坚持一会儿,只剩下 2 min 了。”

只剩余 2 min 时,告诉患者:“您做得不错,只剩 1 min 了。”

距测试结束只剩下 15 s 时,对患者说:“过一会儿我会让您停下来,当我喊停时,您就停在原地,我会走到您那儿。”

计时 6 min 时,对受试者说:“停下!”走到患者处。

如果受试者显得很劳累,推上轮椅。在他们停止的位置做好标记,比如放置一个物体或画上标记。记录下最后一个来回中走过的距离,计算受试者走过的总路程,数值四舍五入,以米为单位计算,并将计算结果记录到工作表上(见图 2 - 3 - 5)。

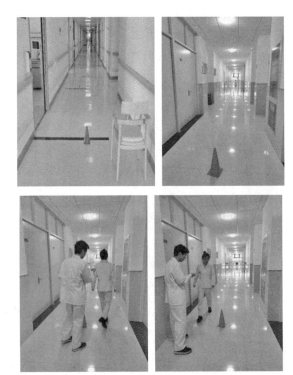

图2-3-5　6 min 步行距离测试

不要用其他言语鼓励受试者,避免做出暗示患者加快步行速度的肢体语言

操作注意事项:测试前不应进行"热身"运动;患者日常服用的药物不要停用;测试时,操作者注意力要集中,不要和其他人交谈,不能数错受试者的折返次数;为减小不同试验日期之间的差异,测试应在各天中的同一时间点进行。

综上,每项身体活动能力测试(步行速度、SPPB、TUGT、400 m 步行、6 min 步行距离测试)都可以在大多数临床环境中进行。就其使用的便利性和预测肌肉衰减综合征相关结果的能力而言,EWGSOP2建议步行速度用于评估身体活动能力。虽然 SPPB 也能预测结果,但它更常用于研究而非临床评估,因为测试量表至少需要 10 min 才能完成。同样,TUGT、400 m 步行测试和 6 min 步行距离测试也被发现可以预测死亡率,但从简易操作上更推荐步行速度测试。

第四节　营养评定

一、营养评定的意义

肌肉衰减综合征的发病过程中营养不良起着主要影响[27,28]。营养不良和肥胖都会增加社区居住老年人肌肉衰减综合征的风险[29,30]。饮食的质量与肌肉衰减综合征的发生密切相关。不仅某些营养素的缺乏可导致肌肉衰减综合征,所消耗食物的能量同时会影响疾病的进程。食用的食物经过新陈代谢,为器官功能和肌肉活动提供能量。如果摄入量不足以满足需要,身体脂肪和肌肉则被分解从而提供能量[31]。因此,保持肌肉质量、身体功能,充足的食物和能量是最重要的。从更广泛的角度来说,任何器官或系统的功能都是如此。

如果在饥饿期间体重下降,不仅储备脂肪被消耗,而且身体会消瘦,即肌肉质量减少。在老年人中,能量摄入的减少通常是由于食欲下降或衰老导致的厌食症引起的[32]。衰老引起的厌食症可以通过生理变化来解释,如味觉和嗅觉改变、胃排空速度变慢、激素分泌改变等,但也可能是身体和精神受损、咀嚼或吞咽问题导致的结果[33]。老年人的多种疾病和药物滥用,也可能严重损害饮食摄入量并导致营养不良,这些变化的不良后果还包括对摄取和储备食物能力造成影响的功能和精神损害。老年人肌肉力量和身体状况的下降可能增加营养不良的风险,而营养不良可能导致进一步肌肉力量和身体状况下降,由此形成恶性循环。一项研究中802名65岁及以上老人的数据显示,身体虚弱与每日能量摄入量低于87.9 kcal/kg有关[34]。第四次韩国国家健康和营养检查显示出同样的结果,在65岁及以上年龄的940名男性和1 324名女性中,肌肉衰减综合征患者的能量摄入显著降低[35]。综上可见,肌肉衰减综合征和个体营养状态是密切相关的,精准确的营养状态评估就显得尤为重要。

个体营养状态评价,包括饮食和饮食习惯调查、身体组成评价、生物化学等多种检查方法。吃饭不能轻易地调查出来,实际上,根据个体的营养素摄取量的习惯来简易地推断也是极其困难的事情。通常的评估方法只是营养状态的诊断,但还应有身体组成、肌肉、身体功能诊断,因此要筛选特定目的的营养调查方法。但是,目前根据肌肉衰减综合征的诱发因素,营养或营养不良相关的简易营养调查法仅局限应用于一小部分,这些评价方法用于肌肉衰减综合征可能性高的人,或者应用于被诊断为肌肉衰减综合征患者就诊于医疗机构时低营养、营养不良的筛查,该情况阳性率很高。因此,低营养或营养不良者如果能早期干预,则对于肌肉衰减综合征的预防作用有很大帮助。一旦诊断为肌肉衰减综合征低营养状态则不容易恢复,而从肌肉衰减综合征预防的观点出发,针对患肌肉衰减综合征风险性高的人的早期阶段中,筛选并适当地进行营养改善是非常重要的。

在高龄期的低营养肌肉衰减综合征治疗中,物理治疗师和健康运动指导师等在临床或保健设施中与老年人接触机会较多。营养学以外的专业区域医疗从业人员更容易使用简易的营养调查方法。随着人口老龄化,老年人的口腔功能下降,唾液分泌减少,消化道蠕动能力及基础代谢率降低,身体活动量下降,摄食量也会随之下降。饮食量下降,能量摄取不足,不仅使蛋白质和维生素等微量营养素的摄取不足,也使这些营养素的缺乏成为了肌肉衰减综合征的风险因素。不仅如此,营养素的缺乏导致的体力下降,感染风险上升等,也是使生命预后恶化的原因。

表 2-4-1 显示了医院、养老院、社区老年人低营养摄取和肌肉衰减综合征相关频率表,根据营养障碍评估发现,低营养障碍者中社区的老年人比例为 1%～5%,养老院为 20%～30%,医院中的为 30%～56%。另一方面,社区居住的老年人中肌肉衰减综合征的患者为 5%～61%,而且社区居住的老年人比低营养障碍同时患有肌肉衰减综合征的患者比例要高,但是,通常认为营养低下、肌肉衰减综合征、虚弱不是单独存在于老年个体中,而多数是共存的。尤其低营养是肌肉衰减综合征和虚弱的主要原因,之间是相互关联的。

表 2-4-1　老年人低营养摄取和肌肉衰减综合征相关频率表

单位	低营养	肌肉衰减综合征
医院	30%～56%	
养老院	20%～30%	25%～33%
社区	1%～5%	5%～61%

与肌肉衰减综合征一样,低营养一旦引起营养障碍,会导致人口老龄化的患者需要长期地努力及其家人的支持。而随着社会老龄化的加剧,营养低下老年人人口会急剧增加,因此医生及时准确地筛查营养低下是十分必要的,同时也是

极为困难的一件事。及早发现并及时采取干预措施,可以降低甚至预防营养低下,进而可能降低肌肉衰减综合征的患病率。

二、营养评定方法

表2-4-2显示了目前临床营养中使用的代表性营养评价方法:主观全面营养评价(subjective global assessment,SGA)。在临床中,通常使用SGA进行筛选,进一步使用客观的方法评价营养低下(表2-4-3)。此外,欧洲广泛应用的迷你营养评估量表(mini nutritional assessment,MNA)由18项组成,这是主观和客观评价营养低下情况比较突出的量表,因此被广泛使用于临床方面,该量表中文在我国目前也被广泛使用(表2-4-4)。该量表用于快速筛查营养低下患者,是日常工作中较容易简单的筛选量表。

表2-4-2　营养筛选方法和代表性营养评价量表

代表性营养筛选方法	
简易营养评估(MNA)	
营养筛查计划(nutrition screening initiative,DETERMINE)	
营养不良通用筛选工具(malnutrition universal screening tool,MUST)	
营养风险筛查(nutrition risk screening,NRS)	
营养筛查方法	
主观方法	SGA
客观方法	身体测量
	生化学检查
	免疫功能检查
主观+客观的方法	MNA

表 2-4-3 主观全面营养评价(SGA)

指标	A级营养良好	B级轻度营养不良	C级严重营养不良
近期体重改变	无/升高	减少了5%以下	减少了5%以上
饮食改变	无	减少	不进食/低能量流食
胃肠道症状	无/食欲减退	轻微恶心、呕吐	严重恶心、呕吐
活动能力改变	无/减退	能下床走动	卧床
应激反应	无/低度	中度	高度
肌肉消耗	无	轻度	重度
三角肌皮褶厚度	正常($>$8)	轻度减少(6.5～8)	重度减少($<$6.5)
踝部水肿	无	轻度	重度

表 2-4-4 迷你营养评估量表(MNA)

请于相应选项上划√以完成筛选。将筛选的分数加总,如分数总和≤11分,请继续完成所有评估以得出【营养不良指标值】

问题	分数	问题	分数
1. 过去3个月内有没有因为食欲不振、消化问题、咀嚼或吞咽困难而减少食量	□0＝食量严重减少 □1＝食量中度减少 □2＝食量没有改变	2. 过去3个月内体重下降的情况	□0＝体重下降大于3 kg □1＝不知道 □2＝体重下降1～3 kg □3＝体重没有下降
3. 活动能力	□0＝需长期卧床或坐轮椅 □1＝可以下床或离开轮椅,但不能外出 □2＝可以外出	4. 过去3个月内有没有受到心理创伤或患上急性疾病?	□0＝有 □2＝没有

续 表

问题	分数	问题	分数
5. 精神心理问题	□0＝严重痴呆或抑郁 □1＝轻度痴呆 □2＝没有精神心理问题	6. BMI（kg/m²）	□0＝BMI低于19 kg/m² □1＝BMI 19至低于21 kg/m² □2＝BMI 21至低于23 kg/m² □3＝BMI 23 kg/m²或以上
总计分数		筛选标准（最高14分）	□12～14分：正常营养状况 □8～11分：有营养不良的风险 □0～7分：营养不良

如需要作深入营养评估，请继续完成以下问题。

问题	分数	问题	分数
7. 是否独立生活（非居住于疗养院或医院）？	□1＝是 □0＝否	8. 每天服用3种以上的处方药物？	□0＝是 □1＝否
9. 是否有压疮或皮肤溃疡？	□0＝是 □1＝否	10. 每天吃多少次主餐？	□0＝1餐 □1＝2餐 □2＝3餐
11. 蛋白质摄取量指标 每天进食至少一份乳制品（牛奶、芝士或乳酪）	□是　□否	12. 每天有进食两份或以上水果或蔬菜？	□1＝是 □0＝否
每周进食两份以上干豆类或蛋类	□是　□否		

续　表

问题	分数	问题	分数
每天均进食肉类、鱼类或家禽类	□是　□否		
小计	□		
0.0＝0 或 1 个[是]	□		
	□		
0.5＝2 个[是]			
1.0＝3 个[是]			
13. 每天喝多少流质（水、果汁、咖啡、茶、牛奶…）	□0.0＝少于 3 杯 □0.5＝3～5 杯 □1.0＝多于 5 杯	14. 进食模式	□0＝需辅助才能进食 □1＝能自行进食但稍有困难 □2＝能自行进食
15. 自我评估营养状况	□0＝自觉营养不良 □1＝不清楚自我的营养状况 □2＝自觉没有营养问题	16. 与同龄人士相比，病人如何评价自己的健康状况？	□0.0＝比别人差 □0.5＝不知道 □1.0＝和别人一样 □2.0＝比别人更好
17. 上手臂中点臂围（mid-arm circumference, MAC）	□0.0＝MAC 低于 21 cm □0.5＝MAC 21～22 cm □1.0＝MAC 22 cm 或以上	18. 小腿围（calf circumference, CC）	□0＝CC 低于 31 cm □1＝CC 31 cm 或以上
评估分数（最高 16 分）			
筛选分数			
总评估分数（最高 30 分）			

（一）蛋白质

老年人通常比年轻人吃的蛋白质更少[36]。约有 10％的社区老年人和1/3住在养老院的老年人不能满足每日估计的平均蛋白质的摄入需求量(0.7 g/kg体重/d),即维持所有年龄段的成年人肌肉完整性的最低摄入量水平[37]。许多老年人比年轻人需要更多的蛋白质。蛋白质供应和蛋白质需求之间的不平衡可能导致骨骼肌质量的损失,因为肌肉蛋白质合成和降解之间的平衡长期中断,所以老年人可能会流失肌肉质量和力量,最终会出现低骨骼肌肉质量[38]。

在肌肉衰减综合征中,身体合成蛋白质的能力下降,同时摄入的热量和(或)维持肌肉质量的蛋白质不足是常见的[39]。氧化蛋白在骨骼肌中随着年龄的增长而增多,并导致脂褐素和交联蛋白的积累,这些都不能通过蛋白水解系统充分分解。这导致骨骼肌中非收缩性功能失调蛋白积累[40],这也是肌肉衰减综合征中肌肉力量严重下降的部分原因[41]。

老年人不能摄入足够的蛋白质来满足需求有很多原因,包括生理变化和医疗问题导致的年龄和疾病相关的厌食、身心障碍,还有因经济和社会局限性导致食物不安全等问题[36]。

(二) 肌酸

肌酸是一种体内合成的有机酸,也可以从肉和鱼等食物吸收。在人体内,肌酸主要以游离肌酸或磷酸肌酸的形式存在于骨骼肌中[42]。磷酸肌酸在肌肉收缩时恢复了 ATP,并在高能量需求时起到暂时的能量缓冲作用。补充肌酸可以增加骨骼肌中的总肌酸和磷酸肌酸水平,特别是在肌酸储备量低的人群中[43]。在运动员中,进行高强度运动时服用肌酸是提高强度和抗疲劳能力的常见方法。此外,肌酸治疗被证明可以增加肌营养不良症患者的肌肉力量,并减少剧烈跑步后的细胞损伤和炎症。

肌酸可能对预防肌肉衰减综合征有一定的营养作用,但目前尚无可靠的研究表明肌酸的摄入或缺乏与肌肉衰减综合征或虚弱的发生有关。

(三) 亮氨酸

亮氨酸是一种在肌肉质量和功能中起重要作用的必需氨基酸[44]。氨基酸是蛋白质合成的前体,是调节多种细胞过程的营养信号。亮氨酸上调 mRNA 的翻译,从而增加肌肉蛋白的合成,是一种强大的胰岛素分泌剂[45]。实验数据表明,摄入亮氨酸可以逆转老年人肌肉蛋白合成对氨基酸/蛋白摄入的延迟反应。

(四) β-羟基-β-甲基丁酸酯

β-羟基-β-甲基丁酸酯(β-hydroxy-β-methylbutyrate,HMB)作为亮氨酸的衍生物自然存在于人体肌肉细胞中,通过增加蛋白质合成和减少蛋白质降解,可能对蛋白质平衡产生积极影响[46]。最近,国际运动营养学会表示,如果使用合适的运动处方,HMB 可以促进肌肉恢复,而且还可以增强受过训练和未受过训练的人的肌肉肥厚度和力量[47]。HMB 可能作为一种营养物质或药物,在促进肌肉功能方面发挥作用。

(五) 其他营养物质

其他营养物质也与肌肉衰减综合征和衰弱的发生有关,维生素 D 是最相关的。然而,肌肉衰减综合征与维生素 D 摄入量之间的关系仍不清楚[48]。

抗氧化剂的摄入也可能与肌肉衰减综合征有关。大量摄入抗氧化剂可以预防肌肉衰减综合征。氧化应激也与身体虚弱有关,尽管证据尚不充分,但补充鱼油可以改善身体功能[49]。

第五节　相关日常生活方式评定

除去以上运动、肌肉质量、营养等的评估,日常生活的方式也是影响肌肉质量及肌肉力量的关键因素。包括生活质量、睡眠、吸烟和久坐方式因素等。

一、生活质量评估

肌肉衰减综合征被认为是骨骼肌质量和功能的进行性老化下降。肌肉衰减综合征显然与各种健康结果有关。例如,身体损伤,增加跌倒、骨折、抑郁、住院和死亡的风险,跌倒同时被认为是人口老龄化社会背景下的一个重要公共卫生问题[50]。这些与年龄有关的疾病大多是由肌肉衰减综合征引起的,可能会潜在地影响健康寿命以及老年人群的生活质量。老年人群中肌肉衰减综合征与生活质量关系的研究近年来屡见不鲜。但是到目前为止,对于肌肉衰减综合征与生活质量的相关性并没有一个统一的说法,原因之一是评估肌肉衰减综合征患者生活质量的研究使用的是通用问卷,如简易-36问卷(short form-36,SF-36),不具有特异性和代表性。由于肌肉衰减综合征与生理和心理后果相关[51~53],肌肉衰减综合征患者的生活质量下降是显而易见的。然而,两项使用SF-36问卷的研究并没有显示肌肉衰减综合征患者的生活质量下降[54]。这些结果强调,只有某些特定领域的生活质量受到肌肉衰减综合征的影响。因此,一般的评估方法可能无法检测到这种特定条件对生活质量的微妙影响。特定的评估方法可能更适合准确地评估肌肉衰减综合征对生活质量的影响。最近,肌肉衰减综合征与生活质量(sarcopenia quality of life,SarQoL ®)作为针对肌肉衰减综合征设计的量表,已经通过信度和效度的验证[55]。该量表为主观评定量表,是为 65 岁及以上的老年人设计的多维问卷,由 55 个项目组成。这些项目被转换成 22 个问题,每个问题按照 4 分制评分,包括 7 个主要领域的功能障碍有关的肌肉衰减综合征的情况:身体和心理健康、运动、身体组成、功能、日常生活活动、休闲活动和恐惧。问卷采用一种特殊的评分算法,满分为 100 分,得分较高反映较高的生活质量。SarQoL ® 最初是用法语开发和验证的,不过,调查问卷的英文和罗马尼亚文译本最近得到了证实,并已被证明是可理解、有效和一致的问卷版本[56]。目前,中文的翻译版还没有经过信度和效度的验证。近年来,关于 SarQoL ® 的相关研究,已经初步证明了其基于健康相关生活质量区分肌肉衰减综合征患者和非肌肉衰减综合征患者的能力。

二、睡眠质量评估

随着年龄的增长,生理调节的其他方面也会发生变化。不良睡眠并发症随着年龄的增长而恶化的情况已经得到了详细的研究。有充分的文献表明,睡眠结构在成年期间发生变化,而睡眠障碍在老年人中更为常见[57]。睡眠不足和睡眠障碍发生在老年人肾上腺皮质活动的失调,以及肌肉新陈代谢的葡萄糖代谢中。这些异常干扰相关激素的分泌模式[58]。

由于激素失衡也与不良睡眠和睡眠障碍有关,因此睡眠不良和肌肉衰减综合征可能存在一定的因果关系。在动物模型中,睡眠不足会导致分解代谢和合成代谢激素分泌失衡;在人类模型中,睡眠不足和阻塞性睡眠呼吸暂停综合征会对代谢和激素通路产生负面影响。

肌肉蛋白水解是睡眠不足的结果。72 h 的睡眠剥夺会增加尿素的排泄。这是一种间接测量较高的肌肉分解代谢的方法[59]。在动物模型中,睡眠剥夺与较低的肌纤维横截面积有因果关系[60]。无热量限制方案表明,睡眠时间的减少并不影响绝对体重的下降,但会使脂肪组织的损失最小化,并使肌肉质量的下降最大化。

与年龄相关的睡眠不足也会增强分解代谢途径。50 岁以后,夜间皮质醇水平升高,这可能是睡眠碎片化和快速眼动睡眠下降的结果[61]。阻塞性睡眠呼吸暂停综合征患者在睡眠中观察到的间歇性缺氧会导致慢性压力增加,并影响皮质醇昼夜分泌,从而严重影响糖代谢。此外,越来越多的证据证实,肌肉衰减综合征与胰岛素抵抗、糖尿病和代谢综合征有关[62]。胰岛素促进肌肉代谢,抑制肌肉蛋白水解[63]。糖代谢受损和糖尿病的发展增加了老年人瘦体重下降的风险。因此,精准地评估睡眠情况有助于早期预防肌肉衰减综合征或降低肌肉衰减综合征的发生程度。

睡眠评估通常分为两类:一类是睡眠质量评估;另一类是睡眠呼吸暂停症状筛查。睡眠质量评估通常使用的是匹兹堡睡眠质量量表(Pittsburgh sleep quality index,PSQI),该量表是美国匹兹堡大学精神科医生 Buysse 博士等于 1989 年编制的(表 2-5-1)。该量表适用于睡眠障碍患者、精神障碍患者评价睡眠质量,同时也适用于一般人睡眠质量的评估。量表由 9 道题组成,前 4 题为填空,后 5 题为选择题,其中第 5 题包含 10 道小题。PSQI 用于评定被试者最近 1 个月的睡眠质量。由 19

个自评和 5 个他评条目构成,其中第 19 个自评条目和 5 个他评条目不参与计分。18 个条目组成 7 个成分,每个分按 0~3 等级计分,累积各成分得分为 PSQI 总分,总分范围为 0~21 分,得分越高,表示睡眠质量越差。被试者完成问卷需要 5~10 min。

表 2-5-1　匹兹堡睡眠质量量表(PSQI)

最近 1 个月,您一般晚上 几点上床睡觉?	晚上____点____分 凌晨____点____分
平时从上床睡觉到睡着需要多长时间?	☐10 min 以下　　☐11~20 min ☐21~30 min　　☐30 min 以上
最近 1 个月,您一般几点起床?	____点____分
最近 1 个月,平均每晚睡眠中断(起夜)次数?	☐0 次　☐1 次　☐2 次　☐3 次 ☐3 次以上
近 1 个月,因下列情况影响睡眠而烦恼: a. 入睡困难(30 min 内不能入睡)	☐无　☐<1 次/周　☐1~2 次/周 ☐≥3 次/周
b. 夜间易醒或早醒	☐无　☐<1 次/周　☐1~2 次/周 ☐≥3 次/周
c. 夜间去厕所	☐无　☐<1 次/周　☐1~2 次/周 ☐≥3 次/周
d. 呼吸不畅	☐无　☐<1 次/周　☐1~2 次/周 ☐≥3 次/周
e. 咳嗽或鼾声高	☐无　☐<1 次/周　☐1~2 次/周 ☐≥3 次/周
f. 感觉冷	☐无　☐<1 次/周　☐1~2 次/周 ☐≥3 次/周
g. 感觉热	☐无　☐<1 次/周　☐1~2 次/周 ☐≥3 次/周
h. 做恶梦	☐无　☐<1 次/周　☐1~2 次/周 ☐≥3 次/周

续　表

最近1个月,您一般晚上 几点上床睡觉?	晚上＿＿点＿＿分 凌晨＿＿点＿＿分
i. 疼痛不适	□无　□＜1次/周　□1～2次/周 □≥3次/周
j. 其他影响睡眠的事情	□无　□＜1次/周　□1～2次/周 □≥3次/周
近1个月,总的来说,您认为自己的 睡眠质量	□很好　□较好　□较差　□很差
近1个月,您用药物催眠的情况	□无　□＜1次/周　□1～2次/周 □≥3次/周
近1个月,您常感到困倦吗	□无　□＜1次/周　□1～2次/周 □≥3次/周
近1个月,您做事情的精力不足吗	□没有　□偶尔有　□有时有 □经常有

　　睡眠呼吸暂停综合征的检查方法主要有多导睡眠图监测和 Epworth 嗜睡量表评估两种方法。Epworth 嗜睡量表由澳大利亚学者提出,并被广泛应用于全球,用于评价睡眠剥夺和嗜睡的程度,同时可评估睡眠呼吸暂停程度。中文版 Epworth 嗜睡量表已经过信度和效度评价,应用于临床筛查中[64](表2-5-2)。

表2-5-2　Epworth 嗜睡量表

可能瞌睡的8种情况	0=从不瞌睡	1=轻微瞌睡	2=中度瞌睡	3=重度瞌睡
1. 坐着看书时	□	□	□	□
2. 看电视时	□	□	□	□
3. 在公共场所静坐时 　（如剧院和会议）	□	□	□	□
4. 连续乘车1 h没有 　休息	□	□	□	□

续　表

可能瞌睡的 8 种情况	0＝从不瞌睡	1＝轻微瞌睡	2＝中度瞌睡	3＝重度瞌睡
5. 如果环境允许的话，午后躺下休息时	□	□	□	□
6. 坐着与别人谈话时	□	□	□	□
7. 午饭(不饮酒)后静坐时	□	□	□	□
8. 乘坐出租车遇到交通阻塞,停车几分钟时	□	□	□	□

三、烟瘾依赖度评估

　　烟草烟雾可能是人类接触有毒化学物质的唯一最重要来源。吸烟与包括冠心病、脑卒中等的心脑血管疾病的发病率增加有关,是慢性阻塞性肺病的主要病因。在美国,烟草使用仍然是导致疾病和过早死亡的最大单一可预防因素,至少占癌症死亡的 30％。

　　除了吸烟已知的有害影响,一些研究已经确定吸烟是导致肌肉衰减综合征的风险因素。在包括 845 名 45～85 岁男性的队列研究中,通过 DXA 测量,吸烟者的相对附着层肌肉质量低于从未吸烟的受试者。此外,Rancho Bernardo 队列研究调查了 55～98 岁男性和女性的肌肉衰减综合征患病率和风险因素,确定烟草使用是肌肉衰减综合征的可逆风险因素[66]。一项类似的研究同样发现,在 4 000 名中国老年人中,肌肉衰减综合征与吸烟有关[67]。

　　因此,对于肌肉衰减综合征患者烟瘾依赖程度的评估也十分重要。尽早发现问题，及时使用适当方式干预戒烟对于肌肉衰减综合征的疾病延缓、预防、治疗是十分有益的。对于吸烟者的评估，通常使用的是尼古丁依赖量表（fagerstrom test for nicotine dependence，FTND）（表 2-5-3），评估患者的吸烟依赖程度。

表 2-5-3　尼古丁依赖量表（FTND）

问题	答案	分值	备注
1. 早晨您醒来后多长时间吸第1支烟?	□5 min 内	3	
	□6～30 min 内	2	
	□60 min 内	1	
	□否	0	
2. 您是否在许多的禁烟场所很难控制吸烟的冲动?	□是	1	
	□否	0	
3. 您最不愿放弃哪1支烟?	□早晨第1支烟	1	
	□其他	0	
4. 您每天吸多少支烟?	□10 支或以下	0	
	□11～20 支	1	
	□21～30 支	2	
	□31 支或更多	3	
5. 您卧病在床时仍然吸烟吗?	□是	1	
	□否	0	
6. 您早上醒来后第一个小时是否比其他时间吸烟多?	□是	1	
	□否	0	

续　表

问题	答案	分值	备注
1. 吸烟史?	□有　　　　年 □无		
2. 被动吸烟环境?	□是 □否		
3. 吸烟原因?	□想吸 □被动吸		
4. 是否曾有戒烟史?	□是　时间:　　　　　　　电话: □否		

参考值:0～10,分值代表依赖水平。

0～2分:极低;3～4分:低;5:中等;6～7分:高;8～10分:极高;FTND≥6时,被认为是区分尼古丁高度依赖的标准

四、身体活动量评估

越来越多的证据表明,身体活动对冠心病、肥胖症、2型糖尿病、高血压、周围血管疾病、高胆固醇血症、骨质疏松症、骨关节炎、慢性阻塞性肺症病等多种疾病具有预防作用。而多项系统回顾和Mata分析的数据表明,身体活动可以预防肌肉衰减综合征。运动可以提高体弱的老年人日常生活中步行速度、平衡和运动能力[68]。体育锻炼疗法可以改善虚弱老年人的活动能力和身体功能,甚至对行动不便和身体残疾的老年患者都有效果[69]。身体活动包括很多内容,如定期做家务、园艺,或做职业活动,涉及携带轻或重的物体,跑步、爬山、快速骑自行车、快速游泳、足球、篮球、跳绳、壁球和单打网球,也包括散步、慢泳、

双打网球、排球等剧烈运动。美国运动医学会（The american college of sports medicine，ACSM）和美国心脏协会（American heart association，AHA）建议，常规的身体活动，包括职业活动、有氧运动和增强肌肉的活动，对健康的正常衰老至关重要。此前的研究表明，缺乏体育锻炼会导致肌肉衰减综合征的发生[70]。因此，身体活动量与较低的肌肉衰减综合征患病率之间有着密切联系。通过日常身体活动量的评估，我们可以筛查出潜在的骨骼肌减少风险，及时采取干预措施，预防肌肉衰减综合征的发生。体力活动量测量的"金标准"方法是双标水法，需要受试者摄入一定量已知浓度的同位素标记双标水，参与体内代谢过程，经过 5～14 天，根据两个同位素的消除率计算体内二氧化碳生成率，从而计算能量消耗。该方法精度高，但费用昂贵且测量环境要求高，因而衍生出了较为简便的问卷评估法。通常问卷评估使用国际通用的身体活动量评估量表（international physical activity questionnaire，IPAQ）。该问卷包括（职业、家务、往来交通和休闲 4 类体力活动和静坐共 5 个部分）。不同程度的体力活动对应不同的系数，计算出梅脱（met）值。少于 3 天剧烈活动 20 min 以上，5 天至少 30 min 以上的中等强度或行走，每周 600 梅脱 - min 的运动强度，则被视为较低的体力活动水平。目前，还有简化的 IPAQ 问卷（表 2 - 5 - 4），便于人群调查或筛选使用。

表 2 - 5 - 4　简易国际身体活动量问卷（IPAQ）

| 在过去 7 天中，您有几天进行**重体力活动**（重体力活动是指需要花费大力气完成，呼吸较平常明显增强的运动，如干农活、搬[举]重物、跑步、跳绳、跳迪斯科、踢球、打篮球、排球等）（只计算那些每次超过 10 min 的活动）？ | 周____天，1 天合计____min
□没有 |

续　表

在过去 7 天中,您有几天进行<u>中等强度体力活动</u>(中等强度体力活动是指需要您花费中等大力气完成,呼吸较平常稍微增强的运动,如搬举轻物、骑自行车、打太极拳、乒乓/羽毛球等)(只计算那些每次超过 10 min 的活动)?	周＿＿天,1 天合计＿＿min □没有
在过去 7 天中,您有几天每次<u>步行</u>超过 10 min?这里的步行包括您工作时和在家中的步行,交通行程的步行以及为了锻炼身体进行的步行等。	周＿＿天,1 天合计＿＿min □没有
在过去 7 天中,您每天处于<u>静坐</u>的时间大约为多少时间?(包括您在工作单位和家中,坐在办公桌前,电脑前,坐着或躺着看电视,拜访朋友,看书,乘车等的时间)	平均每天＿＿min

第六节　诊断与鉴别诊断

　　欧洲成立了几个关于肌肉衰减综合征的定义和诊断共识小组——EWGSOP,亚洲成立了 17 个 AWGS,20 个除他们之外的 IWGS,建议将肌肉力量和体能测量作为诊断肌肉衰减综合征的额外方法。EWGSOP 算法是目前研究和临床应用最广泛的方法。肌肉衰减综合征诊断指标临界值见表 2-6-1。

表 2-6-1　EWGSOP2 肌肉衰减综合征诊断指标临界值

测试	男性临界值	女性临界值
低肌肉力量的临界值		
握力	＜27 kg	＜16 kg
重复椅子站立试验	5 次时长＞15 s	
低肌肉质量的临界值		

测试	男性临界值	女性临界值
ASM	<20 kg	<15 kg
SMI	<7.0 kg/m²	<6.0 kg/m²
身体活动能力低下的临界值		
步行速度	≤0.8 m/s	
SPPB	≤8 min	
TUGT	≥20 s	
400 m 步行测试	未完成或超过 6 min 完成	

　　但是,EWGSOP 关于肌肉质量和肌肉力量的诊断标准并没有完全针对亚洲人群。而在 2014 年,AWGS 提出了针对亚洲人群肌肉衰减综合征的诊断标准,且我国现阶段有关肌肉衰减综合征的诊断都是参考该诊断标准,故在此重点介绍。肌肉质量可用骨骼肌质量指数(SMI)表示,而骨骼肌质量测量可采用 BIA 或 DXA;肌肉力量检测可参考握力值大小;身体活动能力检测可以 4 m 步行速度为参考指标。DXA 测出的肌肉质量男性≤7.0 kg/m²,女性≤5.4 kg/m² 或 BIA 测出的肌肉质量男性≤7.0 kg/m²,女性≤5.7 kg/m² 即可认为肌肉质量减少;握力值男性<26 kg,女性<18 kg 可视为肌肉力量低下;步行速度≤0.8 m/s 即为身体活动能力低下。若仅有肌肉质量的减少,可诊断为前期肌肉衰减综合征;若肌肉质量减少且伴有肌肉力量或身体活动能力的低下,则可诊断为肌肉衰减综合征;若三项指标均降低,则可诊断为重度肌肉衰减综合征(表 2-6-2)。

　　此外,还有其他机构或地区制定了适合部分人群的肌肉衰减综合征诊断标准。但都是以肌肉质量、肌肉功能为基础评定患者的肌肉衰减程度。

表 2-6-2 不同肌肉衰减综合征诊断标准

定义	肌肉质量	肌肉功能
EWGSOP[17]	低肌肉质量:CT、MRI 和 DXA 低于年轻参考人群 SMI 平均两个标准差	低握力或低活动能力 低握力: 男性<30 kg, 女性<20 kg 低步行速度≤0.8 m/s
IWGS[71]	低肌肉质量:DXA: 男性 SMI≤7.23 kg/m²,女性 SMI≤5.67 kg/m²	低步行速度<1 m/s
AWGS[18]	低肌肉质量: DXA: 男性 SMI≤7.0 kg/m²,女性 SMI≤5.4 kg/m² BIA: 男性 SMI≤7.0 kg/m²,女性 SMI≤5.7 kg/m²	低握力或低活动能力 低握力: 男性<26 kg, 女性<18 kg 低步行速度≤0.8 m/s
ESPEN[72]	低肌肉质量: 低于年轻参考人群 SMI 平均两个标准差	低步行速度<0.8 m/s
FNIH[73]	低肌肉质量:DXA: 男性 ASM/BMI<0.789,女性 ASM/BMI<0.512	低握力: 男性<26 kg; 女性<16 kg

一、诊断流程

用任何定义的肌肉衰减综合征来诊断肌肉衰减综合征都是相对简单的。诊断需要测量肌肉质量、肌肉力量和身体活动能力。所有定义至少使用两个参数,但不同的临界值导致缺乏标准化,导致这些定义在临床实践中的应用不佳。

首先,诊断从肌肉力量的测量开始,通常是握力,这是一个经过验证的方案。如果握力低于性别的参考值或社会定义提出的参考值，那么应该怀疑患有肌肉衰减综合征。然而，鉴别诊断是广泛的，低肌肉力量的其他潜在原因应该被考虑，如手骨关节炎和神经系统疾病。在第一种情况下，识别低握力非常重要，因为它能高度预测一系列不良结果。

其次，测量肌肉质量。有几种技术被用于估计肌肉质量，但都有很大的局限性，包括结果的可变性、不一致地使用临界值，以及肌肉质量与不良健康结果之间的弱关联。迄今为止，最有效的方法是使用 DXA，它可以估计瘦体重。为此，EWGSOP2的定义中采取了务实的方法，并选择了简单易记的临界值，尽可能利用现有的最佳数据。

肌肉质量是一个术语，现在在世界范围内，并在许多不同的科学学科中使用。然而，这个术语可以指两个不同的概念：力量和质量之间的联系，以及肌肉的可观察特征，如肌间或肌内肥胖。肌肉质量可能被证明比肌肉与健康概念更相关，但到目前为止还没有足够的定义用于临床实践。

第三，身体活动能力的特点是通过主观或客观的活动性、力量和平衡进行评估，常用的单目标测量包括步行速度和 400 m 步行测试。更复杂的综合测量方法，如 SPPB 被用来测量身体功能。最新的 EWGSOP2 定义建议，应将身体活动能力视为肌肉衰减综合征严重程度的衡量标准。

二、鉴别诊断

在肌肉衰减综合征的鉴别诊断中，应特别注意营养不良、恶病质和虚弱。世界领导人营养不良倡议（the Globle Leadership Initiative on Malnutrition，GLIM）将肌肉质量作为定义营养不良的三个表型标准之一,并且肌肉衰减综合征新的 EWGSOP2 定义已将重点放在肌肉功能上。因此,当出现肌肉力量正常而肌肉质量减少将更倾向提示营养不良,而肌肉质量减少伴有肌肉功能受损则提示肌肉衰减综合征。因此,临床医生正逐渐脱离单纯以低肌肉质量定义肌肉衰减综合征的最初方法。而目前一些关于肌肉衰减综合征与消耗性疾病的研究(如癌症)往往只考虑了肌肉质量;准确地讲,其可能是指营养不良或恶病质,而不是肌肉衰减综合征,因为这类研究通常不考虑肌肉功能。

恶病质是一个用来描述与癌症、人类免疫缺陷病毒和获得性免疫缺陷综合征或终末期器官衰竭相关的严重体重减轻和肌肉萎缩的术语。恶病质和肌肉衰减综合征可以共存,在现代的恶病质定义中包括了肌肉衰减综合征的某些定义,特别是低肌肉质量。恶病质具有复杂的病理生理学机制,包括过度分解代谢和炎症、内分泌和神经系统变化,所有这些都有别于肌肉衰减综合征中所描述的病理生理学机制。炎症和细胞因子在恶病质中的作用似乎比在肌肉衰减综合征中更为相关。此外,国际上对恶病质的共识定义可指导临床判断。

虚弱被定义为在压力源事件后出现的许多生理系统功能的下降,易受体内平衡分辨力差的影响。身体虚弱是虚弱的一个特征表现,其特征包括无意识的体重减轻、自我报告的疲劳、虚弱(握力低)、缓慢的步行速度和体力活动低下。因此,身体虚弱和肌肉衰减综合征密切相关,肌肉衰减综合征常被描述为身体虚弱的生物学表型。

参考文献

[1] Mitsiopoulos N, Baumgartner R N, Heymsfield S B, et al. Cadaver

validation of skeletal muscle measurement by magnetic resonance imaging and computerized tomography [J]. J Appl Physiol, 1998,85 (1):115 - 122.

[2] Levine J A, Abboud L, Barry M, et al. Measuring leg muscle and fat mass in humans: comparison of CT and dual-energy X-ray absorptiometry [J]. J Appl Physiol, 2000,88(2):452 - 456.

[3] Cruz-Jentoft A J, Bahat G, Bauer J, et al. Sarcopenia: revised European consensus on definition and diagnosis [J]. Age Ageing, 2019,48(1):16 - 31.

[4] Kim M, Kim H. Accuracy of segmental multi-frequency bioelectrical impedance analysis for assessing whole-body and appendicular fat mass and lean soft tissue mass in frail women aged 75 years and older [J]. Eur J Clin Nutr, 2013,67(4):395 - 400.

[5] Kim M, Shinkai S, Murayama H, et al. Comparison of segmental multifrequency bioelectrical impedance analysis with dual-energy X-ray absorptiometry for the assessment of body composition in a community-dwelling older population [J]. Geriatr Gerontol Int, 2015,15(8):1013 - 1022.

[6] Reiss J, Iglseder B, Kreutzer M, et al. Case finding for sarcopenia in geriatric inpatients: performance of bioimpedance analysis in comparison to dual X-ray absorptiometry [J]. BMC Geriatr, 2016, 16(1):52.

[7] Beaudart C, Mccloskey E V, Bruyere O, et al. Sarcopenia in daily practice: assessment and management[J]. BMC Geriatr, 2016,16 (1):170.

[8] Chen X, Guo J, Han P, et al. Twelve-month incidence of depressive symptoms in suburb-dwelling Chinese older adults: Role of Sarcopenia [J]. J Am Med Dir Assoc, 2019,20(1):64 - 69.

[9] Han P, Kang L, Guo Q, et al. Prevalence and Factors Associated With Sarcopenia in Suburb-dwelling Older Chinese Using the Asian Working Group for Sarcopenia Definition [J]. J Gerontol A Biol Sci Med Sci, 2016,71(4):529 - 535.

[10] Landi F, Russo A, Liperoti R, et al. Midarm muscle

circumference, physical performance and mortality: results from the aging and longevity study in the Sirente geographic area (ilSIRENTE study)[J]. Clin Nutr, 2010,29(4):441 - 447.

[11] Landi F, Onder G, Russo A, et al. Calf circumference, frailty and physical performance among older adults living in the community [J]. Clin Nutr, 2014,33(3):539 - 544.

[12] Rolland Y, Lauwers-Cances V, Cournot M, et al. Sarcopenia, calf circumference, and physical function of elderly women: a cross-sectional study [J]. J Am Geriatr Soc, 2003,51(8):1120 - 1124.

[13] Heymsfield S B, Mcmanus C, Smith J, et al. Anthropometric measurement of muscle mass: revised equations for calculating bone-free arm muscle area [J]. Am J Clin Nutr, 1982,36(4):680 - 690.

[14] Leong D P, Teo K K, Rangarajan S, et al. Prognostic value of grip strength: findings from the Prospective Urban Rural Epidemiology (PURE) study [J]. Lancet, 2015,386(9990):266 - 273.

[15] Stevens P J, Syddall H E, Patel H P, et al. Is grip strength a good marker of physical performance among community-dwelling older people? [J]. J Nutr Health Aging, 2012,16(9):769 - 774.

[16] Bohannon R W, Magasi S R, Bubela D J, et al. Grip and knee extension muscle strength reflect a common construct among adults [J]. Muscle Nerve, 2012,46(4):555 - 558.

[17] Cruz-Jentoft A J, Baeyens J P, Bauer J M, et al. Sarcopenia: European consensus on definition and diagnosis: Report of the European Working Group on Sarcopenia in Older People [J] Age Ageing. , 2010,39(4):412 - 423.

[18] Chen L K, Liu L K, Woo J, et al. Sarcopenia in Asia: consensus report of the Asian Working Group for Sarcopenia [J]. J Am Med Dir Assoc, 2014,15(2):95 - 101.

[19] Katoh M, Isozaki K. Reliability of isometric knee extension muscle strength measurements of healthy elderly subjects made with a hand-held dynamometer and a belt [J]. J Phys Ther Sci, 2014,26(12): 1855 - 1859.

[20] Rantanen T, Guralnik J M, Izmirlian G, et al. Association of

muscle strength with maximum walking speed in disabled older women [J]. Am J Phys Med Rehabil，1998，77(4)：299 - 305.

[21] Hartmann A，Knols R，Murer K，et al. Reproducibility of an isokinetic strength-testing protocol of the knee and ankle in older adults [J]. Gerontology，2009，55(3)：259 - 268.

[22] Manini T M，Visser M，Won-Park S，et al. Knee extension strength cutpoints for maintaining mobility [J]. J Am Geriatr Soc，2007，55 (3)：451 - 457.

[23] Lebrasseur N K，Bhasin S，Miciek R，et al. Tests of muscle strength and physical function：reliability and discrimination of performance in younger and older men and older men with mobility limitations [J]. J Am Geriatr Soc，2008，56(11)：2118 - 2123.

[24] Studenski S，Perera S，Patel K，et al. Gait speed and survival in older adults [J]. JAMA，2011，305(1)：50 - 58.

[25] Maggio M，Ceda G P，Ticinesi A，et al. Instrumental and non-instrumental evaluation of 4-meter walking speed in older individuals [J]. PLoS One，2016，11(4)：e0153583.

[26] Podsiadlo D，Richardson S. The timed "Up & Go"：a test of basic functional mobility for frail elderly persons [J]. J Am Geriatr Soc，1991，39(2)：142 - 148.

[27] Walston J，Hadley E C，Ferrucci L，et al. Research agenda for frailty in older adults：toward a better understanding of physiology and etiology：summary from the American Geriatrics Society/National Institute on Aging Research Conference on Frailty in Older Adults [J]. J Am Geriatr Soc，2006，54(6)：991 - 1001.

[28] Walston J D. Sarcopenia in older adults [J]. Curr Opin Rheumatol，2012，24(6)：623 - 627.

[29] Hubbard R E，Lang I A，Llewellyn D J，et al. Frailty，body mass index，and abdominal obesity in older people [J]. J Gerontol A Biol Sci Med Sci，2010，65(4)：377 - 381.

[30] Bollwein J，Volkert D，Diekmann R，et al. Nutritional status according to the Mini Nutritional Assessment (MNA ®) and frailty in community dwelling older persons：a close relationship [J]. J

Nutr Health Aging, 2013,17(4):351 - 356.

[31] Newman A B, Lee J S, Visser M, et al. Weight change and the conservation of lean mass in old age: the Health, Aging and Body Composition Study [J]. Am J Clin Nutr, 2005,82(4):872 - 878; quiz 915 - 876.

[32] Morley J E. Pathophysiology of the anorexia of aging [J]. Curr Opin Clin Nutr Metab Care, 2013,16(1):27 - 32.

[33] Serra-Prat M, Mans E, Palomera E, et al. Gastrointestinal peptides, gastrointestinal motility, and anorexia of aging in frail elderly persons [J]. Neurogastroenterol Motil, 2013,25(4):291 - e245.

[34] Bartali B, Frongillo E A, Bandinelli S, et al. Low nutrient intake is an essential component of frailty in older persons [J]. J Gerontol A Biol Sci Med Sci. , 2006,61(6):589 - 593.

[35] Kim J E, Lee Y H, Huh J H, et al. Early-stage chronic kidney disease, insulin resistance, and osteoporosis as risk factors of sarcopenia in aged population: The Fourth Korea National Health and Nutrition Examination Survey (KNHANES IV), 2008 - 2009 [J]. Osteoporos Int, 2014,25(9):2189 - 2198.

[36] Volpi E, Campbell W W, Dwyer J T, et al. Is the optimal level of protein intake for older adults greater than the recommended dietary allowance? [J]. J Gerontol A Biol Sci Med Sci, 2013, 68 (6): 677 - 681.

[37] Tieland M, Borgonjen-Van Den Berg K J, Van Loon L J, et al. Dietary protein intake in community-dwelling, frail, and institutionalized elderly people: scope for improvement [J]. Eur J Nutr, 2012,51(2):173 - 179.

[38] Deutz N E, Bauer J M, Barazzoni R, et al. Protein intake and exercise for optimal muscle function with aging: recommendations from the ESPEN Expert Group [J]. Clin Nutr, 2014, 33 (6): 929 - 936.

[39] Beasley J M, Lacroix A Z, Neuhouser M L, et al. Protein intake and incident frailty in the women's health initiative observational study [J]. J Am Geriatr Soc, 2010,58(6):1063 - 1071.

[40] Bollwein J, Diekmann R, Kaiser M J, et al. Distribution but not amount of protein intake is associated with frailty: a cross-sectional investigation in the region of Nürnberg [J]. J Nutr, 2013,12:109.

[41] Bauer J, Biolo G, Cederholm T, et al. Evidence-based recommendations for optimal dietary protein intake in older people: a position paper from the PROT-AGE Study Group [J]. J Am Med Dir Assoc, 2013,14(8):542 – 559.

[42] Wyss M, Kaddurah-Daouk R. Creatine and creatinine metabolism [J]. Physiol Rev, 2000,80(3):1107 – 1213.

[43] Harris R C, Soderlund K, Hultman E. Elevation of creatine in resting and exercised muscle of normal subjects by creatine supplementation [J]. Clin Sci (Lond), 1992,83(3):367 – 374.

[44] Rieu I, Balage M, Sornet C, et al. Increased availability of leucine with leucine-rich whey proteins improves postprandial muscle protein synthesis in aging rats [J]. Nutrition, 2007,23(4):323 – 331.

[45] Leenders M, Van Loon L J. Leucine as a pharmaconutrient to prevent and treat sarcopenia and type 2 diabetes [J]. Nutr Rev, 2011,69(11):675 – 689.

[46] Szczesniak K A, Ostaszewski P, Fuller J C, Jr., et al. Dietary supplementation of β-hydroxy-β-methylbutyrate in animals-a review [J]. J Anim Physiol Anim Nutr (Berl), 2015,99(3):405 – 417.

[47] Campbell B, Wilborn C, La Bounty P, et al. International Society of Sports Nutrition position stand: energy drinks [J]. J Int Soc Sports Nutr, 2013,10(1):1.

[48] Dupuy C, Lauwers-Cances V, Van Kan G A, et al. Dietary vitamin D intake and muscle mass in older women. Results from a cross-sectional analysis of the EPIDOS study [J]. J Nutr Health Aging, 2013,17(2):119 – 124.

[49] Hutchins-Wiese H L, Kleppinger A, Annis K, et al. The impact of supplemental n – 3 long chain polyunsaturated fatty acids and dietary antioxidants on physical performance in postmenopausal women [J]. J Nutr Health Aging, 2013,17(1):76 – 80.

[50] Beaudart C, Zaaria M, Pasleau F, et al. Health outcomes of

sarcopenia: a systematic review and meta-analysis [J]. PLoS One, 2017,12(1):e0169548.

[51] Lauretani F, Russo C R, Bandinelli S, et al. Age-associated changes in skeletal muscles and their effect on mobility: an operational diagnosis of sarcopenia [J]. Appl Physiol (1985), 2003, 95 (5): 1851 - 1860.

[52] Janssen I. Influence of sarcopenia on the development of physical disability: the Cardiovascular Health Study [J]. J Am Geriatr Soc, 2006,54(1):56 - 62.

[53] Lang T, Streeper T, Cawthon P, et al. Sarcopenia: etiology, clinical consequences, intervention, and assessment [J]. Osteoporos Int. , 2010,21(4):543 - 559.

[54] Silva Neto L S, Karnikowiski M G, Tavares A B, et al. Association between sarcopenia, sarcopenic obesity, muscle strength and quality of life variables in elderly women [J]. Braz J Phys Ther, 2012,16 (5):360 - 367.

[55] Beaudart C, Reginster J Y, Petermans J, et al. Quality of life and physical components linked to sarcopenia: The SarcoPhAge study [J]. Exp Gerontol, 2015,69:103 - 110.

[56] Rizzoli R, Reginster J Y, Arnal J F, et al. Quality of life in sarcopenia and frailty [J]. Calcif Tissue Int, 2013, 93 (2): 101 - 120.

[57] Ohayon M M, Carskadon M A, Guilleminault C, et al. Meta-analysis of quantitative sleep parameters from childhood to old age in healthy individuals: developing normative sleep values across the human lifespan [J]. Sleep, 2004,27(7):1255 - 1273.

[58] Van Cauter E, Latta F, Nedeltcheva A, et al. Reciprocal interactions between the GH axis and sleep [J]. Growth Horm IGF Res, 2004,14 Suppl A:S10 - 17.

[59] Kant G J, Genser S G, Thorne D R, et al. Effects of 72 hour sleep deprivation on urinary cortisol and indices of metabolism [J]. Sleep, 1984,7(2):142 - 146.

[60] Dattilo M, Antunes H K, Medeiros A, et al. Paradoxical sleep

deprivation induces muscle atrophy [J]. Muscle Nerve, 2012, 45 (3):431 - 433.

[61] Balbo M, Leproult R, Van Cauter E. Impact of sleep and its disturbances on hypothalamo-pituitary-adrenal axis activity [J]. Int J Endocrinol, 2010,2010:759234.

[62] Lee C G, Boyko E J, Strotmeyer E S, et al. Association between insulin resistance and lean mass loss and fat mass gain in older men without diabetes mellitus [J]. J Am Geriatr Soc, 2011,59(7): 1217 - 1224.

[63] Magkos F, Wang X, Mittendorfer B. Metabolic actions of insulin in men and women [J]. Nutrition, 2010,26(7 - 8):686 - 693.

[64] 彭莉莉,李进让,孙建军,等.Epworth 嗜睡量表简体中文版信度和效度评价[J].中华耳鼻咽喉头颈外科杂志,2011,46(1):44 - 45.

[65] Szulc P, Duboeuf F, Marchand F, et al. Hormonal and lifestyle determinants of appendicular skeletal muscle mass in men: the MINOS study [J]. Am J Clin Nutr, 2004,80(2):496 - 503.

[66] Castillo E M, Goodman-Gruen D, Kritz-Silverstein D, et al. Sarcopenia in elderly men and women: the Rancho Bernardo study [J]. Am J Prev Med, 2003,25(3):226 - 231.

[67] Lee J S, Auyeung T W, Kwok T, et al. Associated factors and health impact of sarcopenia in older Chinese men and women: a cross-sectional study [J]. Gerontology, 2007,53(6):404 - 410.

[68] Chou C H, Hwang C L, Wu Y T. Effect of exercise on physical function, daily living activities, and quality of life in the frail older adults: a meta-analysis [J]. Arch Phys Med Rehabil, 2012,93(2): 237 - 244.

[69] De Vries N M, Van Ravensberg C D, Hobbelen J S, et al. Effects of physical exercise therapy on mobility, physical functioning, physical activity and quality of life in community-dwelling older adults with impaired mobility, physical disability and/or multi-morbidity: a meta-analysis [J]. Ageing Res Rev, 2012,11(1):136 - 149.

[70] Evans W J. Skeletal muscle loss: cachexia, sarcopenia, and inac-

tivity [J]. Am J Clin Nutr，2010,91(4):1123S - 1127S.

[71] Fielding R A，Vellas B，Evans W J，et al. Sarcopenia：an undiagnosed condition in older adults. Current consensus definition：prevalence，etiology，and consequences. International working group on sarcopenia [J]. J Am Med Dir Assoc，2011,12(4):249 - 256.

[72] Muscaritoli M，Anker S D，Argiles J，et al. Consensus definition of sarcopenia，cachexia and pre-cachexia：joint document elaborated by Special Interest Groups (SIG) "cachexia-anorexia in chronic wasting diseases" and "nutrition in geriatrics" [J]. Clin Nutr，2010,29(2):154 - 159.

[73] Studenski S A，Peters K W，Alley D E，et al. The Fnih sarcopenia project：rationale，study description，conference recommendations，and final estimates [J]. J Gerontol A Biol Sci Med Sci，2014,69(5):547 - 558.

第三章

肌肉衰减综合征的康复方案

第一节　运动疗法

一、运动疗法治疗的理论依据

早期肌肉衰减综合征的特点是肌肉萎缩。随着时间的延长,肌肉组织质量也会下降。其特点是脂肪组织替代肌纤维,增加组织纤维化,改变肌肉代谢、氧化应激,神经肌肉连接变性。这导致最终肌肉功能的减弱和逐渐消失。肌肉衰减综合征的发生与骨骼肌生物学的改变密切相关。目前,获得较一致认可的骨骼肌生物学与肌肉衰减综合征的相关机制大致包括代谢、细胞、血管和炎症 4 个方面[1]。

从代谢水平看,机体的代谢变化与哺乳动物的雷帕霉素靶蛋白(mTOR)激酶密切相关。mTOR 对细胞生长起着重要的调节作用,且 mTOR 的含量可作为机体营养状况的提示性指标。正常情况下,运动可通过激活 mTOR 从而诱导肌肉蛋白质的合成,因而在肌肉衰减综合征患者体内,mTOR 含量的减少可能也是造成肌肉功能减低的一个重要原因。

从细胞层面看,肌纤维的萎缩和数量的减少(特别是 Ⅱ 型肌纤维),是造成肌肉衰减综合征发生的主要原因。肌肉纤维的组织学变化研究发现肌肉衰减综合征主要影响了Ⅱ型(快收缩)肌肉纤维,而Ⅰ型(慢收缩)肌肉纤维受影响较小。CT检查结果显示出衰老不仅导致肌肉横截面积减小,而且下肢肌肉密度也减少,即肌肉量减少同时伴有肌肉收缩物质被脂肪和结缔组织所替换,这可能是老年人(65岁)较年轻人(35岁)混合肌肉蛋白合成速率下降的原因,特别是肌球蛋白合成的下降。随着年龄的增长,肌肉力量的下降与肌球蛋白合成速率的下降有关。骨骼肌在人体步入老年时维持分子运动蛋白肌球蛋白的数量和质量的能力受损。制动和运动减少对蛋白质合成的负面影响也可能导致与衰老相关的肌球蛋白数量和质量的下降,对老年人更容易产生不良影响。由于卫星细胞对生长因子和细胞因子缺乏反应能力,而生长因子和细胞因子是刺激肌原纤维产生蛋白所必需的,因此使得活跃卫星细胞和肌肉纤维的数量受到影响。此外,也有研究发现肌肉衰减综合征可能也与脂肪浸润有关。肌肉的脂肪浸润(在纤维内部和纤维之间)是肌肉衰减综合征的细胞机制假说之一,脂肪浸润的影响包括释放有毒的脂肪因子和脂肪酸,它们会影响周围细胞的分化和功能,从而导致卫星细胞分化方式的改变。

从血管层面看,肌肉衰减综合征患者肌肉内毛细血管密度下降,这可能与肌肉低灌注、氧化应激加强,以及线粒体功能紊乱有关,这些因素都会导致肌肉功能的下降。研究发现,运动可以引起骨骼肌中过氧化物酶增殖激活受体 γ 辅助因子 1α(PGC-1α)的短暂性转录激活,而 PGC-1α 是线粒体在生物利用中的关键调节因子,从而能够增加线粒体数量,优化线粒体能量的产生。

最后,肌肉衰减综合征也与虚弱的老年人中观察到的炎症变化有关,包括高水平的 C 反应蛋白、白细胞介素和肿瘤坏死因子-α 等。这些高水平的炎症标志物与衰老动物的肌肉质量和力量减少有关。

而运动训练对所有这些机制都有改善作用。运动能够诱导肌肉蛋白质合成,通过激活卫星细胞增加肌原纤维蛋白的合成,减少肌肉中的脂肪浸润从而对肌肉力量、质量和功能产生益处,见图 3-1-1[2]。

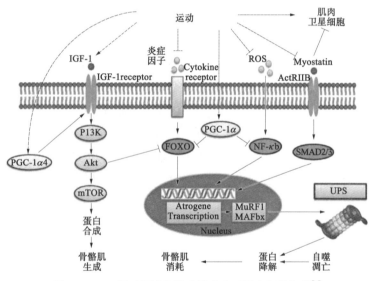

图 3-1-1　运动预防和治疗肌肉衰减综合征的机制[2]

骨骼肌的一个显著特征是其适应功能需求而变化的能力。例如,在反复超负荷刺激下肌肉量及肌肉力量均会增加,在抗阻训练后用氧能力提高,以及有氧训练或慢性电刺激后肌肉抗疲劳能力提高。同样,骨骼肌使用减少时,例如住院、瘫痪或卧床休息,会出现肌肉萎缩、虚弱,并导致肌肉的用氧能力和抗疲劳能力下降。肌肉活动增加了肌纤维蛋白合成的速度,使得肌肉量增加,蛋白质组学分析表明,这与收缩蛋白、结构蛋白、代谢蛋白和应激蛋白的表达增加均有关。活动减少时通常能够观察到蛋白质合成速率迅速下降,紧接着是蛋白质降解速度加快,从而导致了虚弱状态和肌肉衰减综合征。许多模型模拟了活动减少或制动导致的肌肉量减少,如肢体悬吊和卧床休息,但活动减少或制动导致肌肉量和肌肉力量的丧失机制并不明确。虽然肌肉量减少是活动减少或制动过程中力量损失的一个重要原因,但这不是唯一的机制,因为力量的减少大于成比例的纤维尺寸或肌肉横截面积的减少。许多证据表明,制动或体力活动水平降低时,肌肉量减少所造成的力量损失比减少的肌肉量的比例更大,部分原因在于肌肉纤维的特异性张力的降低。例如,在大鼠中观察到,后肢悬吊后,离体肌纤维的特异性张力降低了12%～15%。Gardetto 等报道了特异性张力明显的下降,他们发现在后肢悬吊 2 周后腓肠肌和比目鱼肌的 I 型纤维分别减少了 20%和 28%。与神经因子或激素变化有关的肌肉随意收缩力量损失程度是一个有争议的假说机制。一些研究已经表明,运动单位的激活不会因短期不活动而受损,但同时也观察到了肌肉收缩能力的下降[3]。骨骼肌使用的减少所产生的影响与衰老过程中所产生的效应类似,老年人体力活动水平的下降和久坐行为的增加很可能是与衰老相关的肌肉质量和力量丧失的主要原因。并且大量相关研究表明,在日常生活中保持高水平体力活动、有较高的运动能力的老年男性和女性,以优秀运动员和每年骑行 5 000 多千米的 97 岁老人为例,他们的肌肉量更高,力量也显著较高[4]。

　　因残疾或疾病长时间不活动的老年人的康复进程比年轻人慢,而制动和运动减少导致的老年人力量下降的发展速度却比年轻人快。在年轻人中,肌肉可以在 4 周的再训练后完全恢复,但老年人则不是这样。但即便如此,在老年人中,术后运动训练能更好地恢复肌肉质量和力量是毋庸置疑的。较慢的蛋白质代谢可能是导致氧化蛋白积累的原因之一。在制动一段时间后,老年人肌肉质量下降,且恢复较慢,这对生活质量和卫生保健系统有重大影响。老年病人在康复期间需要更长时间的护理,有些病人甚至永远无法从制动期中完全康复。制动与不活动的附加效应与衰老有关的神经肌肉功能损害有关。

　　运动对肌肉产生有益影响的机制是多方面的。有氧和抗阻训练引起肌肉结构损伤和随后释放的炎性细胞因子和生长因子,如胰岛素样生长因子－1(IGF－1)、成纤维细胞生长因子(FGF)和机械生长因子(MGF)会刺激卫星细胞的分化和增殖。来自卫星细胞的新细胞核并入现有的肌肉纤维,容易增加"肌核结构域"(即由肌核和周围肌浆体积组成的解剖和功能单元)的数量,从而增加肌纤维横截面积[6]。

　　总之,到目前为止,运动对肌肉衰减综合征的生物学影响机制可以解释为运动可以对肌肉力量、质量和功能产生有益影响,而这也已在临床试验中得到证实,见表 3-1-1。

表 3-1-1　肌肉衰减综合征与运动的生物学特征[5]

肌肉衰减综合征发病机制	运 动 效 应
运动单位减少	增加运动单位
慢性炎症反应	下调炎症反应因子(主要是白介素-6、肿瘤坏死因子-α、C 反应蛋白)的表达
氧化压增加	调节氧化压
卫星细胞减少	调节卫星细胞的修复和补充

续　表

肌肉衰减综合征发病机制	运 动 效 应
脂肪浸润（肌纤维内部或肌纤维间隙）	减少脂肪浸润
减少的 mTOR	增加 mTOR
胰岛素抵抗	防止胰岛素抵抗
DNA 损伤增多/凋亡	减少 DNA 损伤
减少线粒体间隔	线粒体间隔增多

运动训练可有效减弱甚至逆转老龄化进程中肌肉功能的减低。许多研究证实，运动疗法是预防和治疗肌肉衰减综合征的有效手段之一，可有效预防肌肉衰减引起的身体功能下降、残疾，从而提高生活质量。不同运动方式可从不同方面和程度改善骨骼肌的平衡、质量和力量[7]。

二、抗阻训练

抗阻训练是一种肌肉克服外来阻力的主动运动训练[3]，也称为抗阻运动或力量训练，通常指身体克服阻力以达到肌肉增长和力量增加的过程。多项荟萃分析与系统性回顾研究均认为，主动抗阻训练能显著增加老年健康者或慢性疾病患者的肌肉体积、质量、肌力、功率与骨密度，提高患者步行速度、步行距离，改善日常生活活动能力、生存质量，减少脂肪组织，降低跌倒与原发或伴随疾病发作或加重的风险[8]。抗阻训练对肌肉衰减综合征患者肌肉质量和肌肉力量的改善效果明显，可显著增强肌肉力量和体积，并使得肌纤维由 Ⅱ 型向 Ⅰ 型转化。坚持抗阻训练能够改善胰岛素敏感性，提高葡萄糖利用率和增强肌原纤维蛋白合成,诱导同化激素,如 IGF‐1、生长素和睾酮水平改变,血管生成素蛋白生成,这些因素对改变肌肉结构和功能有着重要的影响。抗阻训练还可以刺激血管舒张和营养物质输送到肌肉,促进肌纤维蛋白增加,同时不断抑制全身肌肉分解,诱导生长素等同化激素水平的改变,抑制肌生成抑制素的生成,从而改善肌肉量及肌肉力量[3]。

坚持抗阻训练能恢复和增加肌肉力量,对于预防老年人肌肉萎缩,增强躯体功能,以及维持身体独立性都有重要作用。而且,与有氧运动相比,抗阻训练引起呼吸困难的概率较低。研究显示,抗阻训练可以直接改善心衰患者骨骼肌超声结构和神经—肌肉功能,并非简单增加肌肉体积。因此,抗阻训练可有效改善肌肉衰减综合征患者的肌肉质量及耐力,提高躯体功能[9]。

抗阻训练过多、过强可能引起肌肉或骨骼损伤,过少则可能达不到预期效果。研究表明,每周 2~3 次适当强度的抗阻训练,对老年人生理及平衡功能、步行速度均有改善。但近期有心力衰竭、不稳定型心绞痛、难控制高血压等心血管方面疾病时,禁行此项运动[3]。

抗阻训练分为中等或高强度少量重复的抗阻训练,通过肌肉群的收缩及肌纤维的大小和数量的增加,对肌肉质量和力量产生影响。快速收缩的纤维类型(ⅡA 型和ⅡX 型)主要负责肌肉大小的增加。许多研究总结发现,与对照组(低强度家庭锻炼或标准康复)相比,经过 3~18 个月的单独的抗阻训练干预,有50％的受试者的肌肉质量得到改善,75％的受试者的肌肉力量增强,椅子起立测试、爬楼梯测试或步行 12 min 试验结果都得到明显改善,这表明通过抗阻训练,患者的综合肌肉功能得到明显的增强。针对老年男性持续 12 周的抗阻训练(每周 2 次,每次 60 min,80％1RM)训练后可以明显提高患者肌肉组织大小、伸膝力量及功能活动能力[8]。在训练时间方面,单次的高强度抗阻训练足以诱导细胞核内肌蛋白合成相关基因浓度与活性的改变,且持续 48 h 左右,肌肉力量的改变则出现在训练后 8 周左右。长期的规律训练也能带来持续的获益。以往系统综述和 Meta 分析证实,高强度(75%～80%1RM)抗阻训练在提高肌力和爆发力方面优于小强度(40%～60%1RM)抗阻训练,而中等强度(60%～75%1RM)的抗阻训练和有氧运动对肌肉耐力有34%～200%的明显增强效果。但对于很多老年人特别是有并发症的患者,不宜做高强度的抗阻训练。因此,探讨不同干预方案的效果逐渐成为研究热点。Tschopp 等比较了传统高强度慢速抗阻训练和小强度快速抗阻训练对老年人肌力、步态、平衡和肌肉体积的影响,推荐抗阻训练处方为 3 次/周,2～3 组/次,8～15 次/组,采用 30%～60% 1RM 的强度更加适宜[10]。

一项研究比较了腿部快节奏抗阻训练(腿向心运动用时1 s,离心运动 2 s)与慢节奏抗阻训练(腿向心运动用时超过 1 s、离心运动用时超过 2 s)对老年女性肌肉的改善情况,结果发现虽然经过运动训练后两组试验者腿部肌肉的推举力量均有明显改善,但快节奏抗阻训练组的最大肌肉力量增加更显著。这可能是由于快节奏的抗阻训练调动了较多的Ⅱ型肌纤维运动单位,从而使最大肌肉力量得到显著性提高。因此,在老年人身体条件允许的情况下,建议其尽可能完成快节奏的抗阻训练。但也要考虑一些运动禁忌证,防止低血糖的发生,运动过程中应注意呼吸节率的调整,避免由于 Valsalva 效应而引起心血管意外事件的发生[7]。

一项关于抗阻训练对不同肌肉群(下半身和全身)作用效果的对比研究发现,下半身和全身抗阻训练均可以增加老年人的肌肉力量及大腿中部的肌肉面积,并且两者在肌肉质量和肌肉力量增加方面没有显著性差异,这表明肌肉训练的数量差异对试验结果没有影响。因此,我们在抗阻训练中建议分肌肉群进行训练,避免一次性大范围的肌肉运动而造成疲劳。一项研究针对居住在社区、身体虚弱且自我报告身体残疾的女性受试者的两种不同锻炼计划进行了评估,发现相较传统低强度抗阻训练,高强度抗阻训练对下肢肌力的改善情况更好,这表明在患者耐受范围内,较高抗阻的抗阻训练对肌肉能力的改善更好,但在制定运动处方时也同时需要考虑患者的心肺能力状态[2]。

依据美国运动医学会(ACSM)和美国心脏协会(AHA)联合所提出的关于老年人运动与体力活动的推荐标准,目前总结出针对老年人肌肉衰减综合征的运动处方,包括有氧运动和抗阻训练。老年人可在训练开始时采用低强度有氧运动,再慢慢过渡到中、高强度,后期可再加设抗阻训练。针对目前尚未受到广泛认可的抗阻训练方案,多数研究者建议训练处方设置为每周进行 3～5 d,每天至少 10 min,采用中等[自觉劳累程度分级量表(RPE):5～6]至高等(RPE:7～8)训练强度[7,8]。

研究发现多样式的运动(热身运动、负重运动、踏步运动等)与抗阻训练联合干预可以显著提高试验者的握力及膝关节屈曲力量,且关节灵活性也明显增加。因此,我们建议肌肉衰减综合征患者应灵活地将单一的抗阻训练穿插到多种多样的运动训练中,不仅可以调动运动的积极性,还可以有效改善肌肉训练效果。老年人较少进行高强度身体活动,因而更易出现 II 型肌纤维的萎缩并导致机体骨骼肌肌力和功能下降。一般来说,6RM以下偏重于肌肉力量的发展,6～12RM 偏重于肌肉肥大(增肌)发展,12RM 以上偏重于肌肉耐力发展。抗阻训练包括哑铃、杠铃、弹力带训练等多种形式,考虑到安全性和灵活性,弹力带训练更适合在老年人群中推广(图 3-1-2)。因其是一种柔性抗

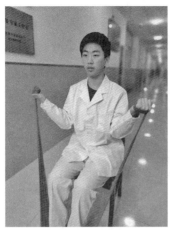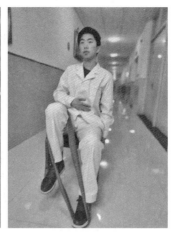

图 3-1-2 四肢弹力带肌力训练

阻训练,集合了抗阻训练、平衡性练习两种运动形式的特点,运动过程中负荷是可变的,练习者可根据自身的情况调整动作的难度、幅度、次数,并可以同时锻炼上、下肢[10]。

易跌倒、骨折的患者在开始训练前,最好先进行有氧训练,防止运动引起的损伤。此外,要养成规律运动的习惯,否则抗阻训练被中断后,所获得的肌肉力量有 2/3 将在 12 周内消失,平均每周下降 25％,75％将在 3 周内消失。另一方面,如果额外增加运动频率和运动持续时间,并不能引起额外效果,并且可能由于运动过多、过强而引起损伤。而每周运动少于 2 天也达不到理想效果。同时,需要注意抗阻训练的禁忌证:包括近期有过心力衰竭、不稳定型心绞痛、难控制型高血压等心血管方面疾病。我们需要注意的是无论有氧运动,还是抗阻训练,其方案的制订都要个性化,因为老年人患肌肉衰减综合征的同时,往往会伴有一些其他疾病,如心脏病、骨质疏松症等,使得活动能力受到一定限制。因此,在方案的制订和实施过程中,都要密切关注患者。如果在实施过程中身体状况发生改变，必须要重新评估，同时要强调患者在运动中注意呼吸节奏和方式的调节，防止Valsalva效应[11]。

三、有氧训练

有氧运动训练对老年人肌肉衰减综合征患者存在许多积极作用，它可有效提高患者的心肺耐力和携氧能力。有氧运动涉及了大量肌肉群的重复使用，增加线粒体的能量产生，提升了氧气提取效率和肌肉耐力。同时肌肉毛细血管增加，以满足肌肉线粒体对氧通量增强的要求。可通过激活多个转录因子增加骨骼肌，尤其是衰老骨骼肌线粒体的数量，并促进肌球蛋白重链（myosin heavy chain，MHC）由快到慢的转变，最终抑制骨骼肌蛋白质的降解，从而改善机体代谢，减少身体脂肪比例，增加瘦体重和肌肉质量[10]，减轻慢性炎症，极大地降低代谢性疾病的风险因素，提高心肺功能与活动能力[7]。有氧运动是否能增加肌肉质量与力量取决于训练处方剂量，尤其是运动强度。有氧运动强度低、有节奏、持续时间长，增加频率、延长运动持续时间可使肌肉质量增加的效果更强[3]。有研究指出，75%的峰值功率自行车运动等同于38%最大动态肌肉力量输出。在合适的运动处方下，有氧运动训练能诱导出与抗阻训练等效的肌肉体积的增加[8]。有氧训练可以保持和提高最大有氧运动能力，提高肌肉性能，防止未来出现残疾。

有氧运动是一种大型肌肉的节律性和重复性运动，运动持续时间主要取决于患者通过有氧代谢满足能量需求的氧气使用情况。在为患者制定有氧运动处方时，应先对患者进行心肺耐力评估。对患者心肺耐力的评估有多种方式，如6 min步行实验、心肺运动试验（CPET）、10 min 步行实验等。通过评估患者最大摄氧量、无氧阈及心率等指标，为患者制订合适的运动强度和频率的处方。有氧运动包括快走、慢跑、游泳、水中有氧运动、网球、有氧运动课、跳舞和骑自行车等。一项横断面调查纳入74 名志愿者，按照其平时的运动量分为有氧运动组和非运动组，发现运动组的握力、伸膝力量较非运动组显著升高。另一项研究显示，有氧运动能有效改善绝经老年女性的肌肉量和骨骼肌指数（四肢肌肉量/身高^2）。

《美国心脏病学会指南》建议：每周 5 天，每天进行 30～60 min 的中等强度有氧运动，或每周 3 天进行 20～30 min 的高强度运动，或两者结合，连续运动不超过 2 天。运动类型包括任何不会造成过度骨质压力的运动方式，如快步行走、游泳和骑车/步行等老年人通常能很好地耐受的活动。另外，除非初级保健医生或心脏病专家另有说明，否则也可以发展到其他方式，如慢跑、徒步旅行、划船和爬楼梯。活动不必一次完成，可以分成短时间段分配到全天。中等强度的有氧运动是指相对于个人有氧能力的适度努力水平。在 10 分量表中，坐着是 0，全力以赴是 10，中等强度的活动是 5 或 6，会使心率和呼吸明显增加。在同样的尺度上，剧烈的强度活动是 7 或 8，并产生心率和呼吸的大幅度增加。例如，考虑到老年人健康水平的异质性，对于一些老年人来说，中等强度的步行是一种缓慢的步行，而对于其他更健康的老年人来说，则是快走。《美国心脏病学会指南》强调，对于大多数健康结果，随着运动量向更高的强度、更高的频率和（或）更长的持续时间增加，会产生额外的益处。该指南强调，如果老年人由于慢性病而不能每周进行 150 min 中等强度的有氧运动，他们应该在能力和条件允许的情况下尽可能地进行体力活动。另一方面，对于超重或肥胖的人来说，每周中等强度的身体活动可能不足以减轻体重。超重的老年人可能需要相当于每周 300 min 的中等强度活动，并配合适当的饮食，以充分控制体重。

有氧运动量为日常生活中的低强度活动（如自理、烹饪、休闲散步或购物）或持续时间少于 10 min 的中等强度活动（如在家中散步、步行）。由于单一类型的运动对老年肌肉的力学和代谢性能的最佳影响是不可能实现的，并且考虑到在发展耐力方面有氧运动优于抗阻训练，因此有人建议应将这些类型的运动结合起来，以对抗老年人肌肉减少症的综合问题。

有氧运动包括快走、慢跑、功率自行车、游泳等（图 3 - 1 - 3），开始时低强度运动（40%最大心率），持续 5～10 min，包含热身训练和冷却训练；中等强度有氧运动（50%～60%最大心率），每次至少 10 min，每天至少累计 30 min，每周累计 5 天；高强度时（＞60%最大心率），每天至少 20～30 min，每周至少 3 天。抗阻训练包括哑铃、拉弹力带等，老年人可根据自身情况选

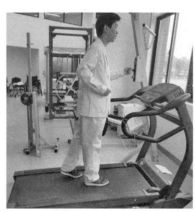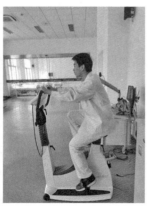

图 3 - 1 - 3　跑步机、功率自行车训练

择训练肘、膝部或其他部位的肌肉群。开始时运动负荷建议40％～50％1RM,建议针对不同的肌肉群进行8～10次的训练,每组重复8～12次,随着老年人肌肉力量的增加,运动负荷再逐渐过渡到60％～80％1RM,抗阻训练应在每周不连续的2天中进行。运动中应注意全范围的关节活动,并且建议老年人尽可能地完成快节奏的抗阻训练,选择多种运动项目穿插进行。规律的运动训练应该至少每周3次,每次最少持续30 min,至少坚持6个月。由于肌肉衰减综合征患者多为老年人,且往往伴有一系列其他慢性疾病,如心脏病、慢性阻塞性肺疾病、骨质疏松等。因此,治疗师在方案的制订及实施过程中要密切关注患者的运动状态,防止运动损伤的发生。如果在运动过程中患者出现身体不适的情况,必须及时终止运动,进行重新评估[8]。关于老年人运动与体力活动的推荐,我们总结出有氧运动和抗阻训练治疗老年人肌肉衰减综合征方案供参考。见表3-1-2。

表3-1-2　老年人肌肉衰减综合征的运动治疗方案

	有 氧 运 动	抗 阻 训 练
频 率 和 时 间	①中等强度运动,每次至少10 min,每天至少累计30 min,每周累计5天;②或高强度运动,每天至少20～30 min。每周至少3天;③或中等和高等强度运动的结合	每周3～5天,每天训练8～12组,每1组或每2～3组休息1次,休息时间1～2 min
强度	3～6MET为中等强度运动,大于6MET为高强度运动;心率达到最大心率的60％～80％,即主观感觉稍疲劳,10 min后可恢复的运动状态	5～6RPE为中等强度运动,7～8RPE为高强度运动,或8～12RM强度的运动,根据运动组数采取不同的运动强度

续　表

	有 氧 运 动	抗 阻 训 练
运动类型	运动形式有多种。例如,步行,慢跑,游泳,骑自行车,网球,羽毛球等。其中,步行是一种最为常见的运动模式。水上运动或原地踩单车比较适合那些能够承受有限身体重力的人	递进重力训练或者承重训练,如爬楼梯、哑铃、拉弹力带等其他包含主要大肌群的力量训练

代谢当量(metabolic equivalent of energy,MET):1MET 相当于健康成年人安静、坐位时的代谢水平,3.5 mlO$_2$(kg/min)。3MET 相当于日常生活中散步(4 km/h)或做饭时的代谢水平。6MET 相当于有氧舞蹈或打网球时的代谢水平。

最大心率:表示在最大负荷强度上耗氧量和心率不能继续增加时心率达到的最高水平:最大心率=220-实际年龄。

感知延伸率(rate of perceived extension,RPE):主观感觉评定量表。中等强度运动时感觉有些吃力,高强度运动时感觉很吃力。表中数据采用 1980 年 Borg 重新修订的 RPE0-10 量表。5~6RPE 感觉用力强度为轻度或中度,7~8RPE 感觉用力很强或非常强。

最大重复次数(repetition maximum,RM):表示在给定的训练强度下某一肌群可重复训练的最大次数。

将抗阻训练和有氧训练相结合的研究表明,50%抗阻训练和 50%有氧训练(2~3 天/周)相结合似乎对患有肌肉减少症的老年人最安全有效。无论是抗阻训练,还是有氧训练,抗阻和有氧联合训练都能产生与 100%单独训练更好的生理效果,并认为这种联合训练比单独抗阻训练更不可能造成伤害。由于体弱的老年人对运动训练的依从性低,训练频率低,两种运动类型的结合似乎是最有效的训练方案。一项大型多中心随机临床试验,证实了一项结合了有氧和抗阻训练的长期结构性体力活动方案(除了生存能力和平衡能力训练外),比健康教育方案更有效地降低严重行动障碍的风险。

四、平衡训练

平衡是指无论身体处在何种姿势或受到外力作用时均可自动调整并维持姿势不致摔倒的稳定能力,是人体保持姿势与体位、完成各种日常生活活动的基本保证。平衡能力是评估老年人身体素质的一项重要指标,老年人由于身体功能衰退,前庭器官与人体肌肉、关节在内的各种本体感受器对来自各方面的刺激的协调能力减弱,导致平衡能力下降。平衡能力不足是导致跌倒的主要危险因素。老年人发生跌倒,后果非常严重,比如骨折、长期疼痛、颅脑外伤、残疾、失能,甚至死亡。因此,改善老年人的平衡能力,是预防老年人跌倒的有效手段,对于减少老年人意外伤害具有重要意义。

平衡训练是有助于老年人在日常活动和其他运动中保持稳定,防止跌倒的运动。研究证实,中枢神经和周围神经控制能力降低引起的平衡功能下降,肌肉力量下降及步态不稳。

不稳是老年人跌倒的主要原因。平衡训练可以是静态的(如单腿支撑)或动态的(如走钢丝),根据需要可以用手支撑。针对老年人的平衡训练,主要以改善其步态、平衡、肌肉力量和灵活性为目标,可以是简单的一些动作。例如,单侧步行、串联步行、单腿站立、蹲踞、下肢关节屈曲和伸展等。太极拳是中国传统的体育项目之一(图3-1-4),能有效改善老年人的平衡功能、柔韧性及关节灵活性,从而帮助老年人增强抗跌倒能力,长期随访(随访时间＞12个月)结果显示太极拳训练使老年人的跌倒风险降低43％,短期随访(12个月)结果也显示太极拳训练使老年人的跌倒风险降低13％[12]。

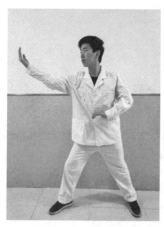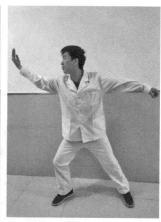

图3-1-4　太极拳运动

平衡训练需每周进行3次以上。有跌倒风险的老年人最好每周进行3天或3天以上的平衡训练。练习可以逐渐增加难度。平衡功能训练能够显著提高老年人的静态平衡、动态平衡和综合平衡能力,其能够提高中枢整合信息能力,改善中枢神经控制能力,从而提高对运动效应器的控制,改善肌肉控制能力,提高平衡功能。目前研究发现,健康老年人适宜训练强度为训练期11周～12周,每周3次,每次训练30～45 min[13]。另一方面,平衡训练可提高老年人的移动能力,改善老年人的反应能力、反应速度及身体的稳定性,还可提高病人上下肢协调运动性,改善病人移动步行能力。通过多维的平衡训练方案并随访12个月的研究,认为多维的平衡训练方案可以增强患者的平衡能力并改善步态,其多维的平衡训练包括姿势、柔韧性、力量训练、平衡舞蹈和广场踏步练习等[14]。

五、灵活性与柔韧性训练

灵活性与柔韧性是指在整个运动范围内关节活动的能力。年龄增长带来的机体老化使老年群体蛋白质流失加速,柔韧素质下降。与年轻人比较,高龄老年人的伸肌柔韧性会减少50%,髋关节、膝关节和踝关节的运动范围受限可能会增加跌倒的风险,并导致与年龄相关的步态变化,所以它被认为对整体良好的身体健康至关重要。灵活与柔韧性训练包括的拉伸可以是静态的(如保持静态拉伸,然后放松)、动态的(如太极类运动)、活动的(保持拉伸的同时保持平衡,然后移动如瑜伽),或组合的(本体神经肌肉促进技术等)。柔韧性是完整的身体活动的一部分,其减退会影响灵活性并造成功能受限。当老年人进行有氧或抗阻训练时,需先热身,再做一些静力性柔韧练习。推荐先进行 10 min 主要肌群的拉伸,每次伸展 10～30 s,重复 3～5 次。功能性训练能提升老年人的敏捷性和动态平衡。敏捷性涉及速度与协调,及在移动中维持姿势稳定的动态平衡,两者结合对于完成一些移动动作十分重要,并能降低跌倒风险。提高敏捷性和平衡需多系统共同参与姿势和速度的控制(躯体感觉、视觉、前庭觉、肌肉骨骼)。推荐的训练为每周 90 min 的平衡和中等强度的肌肉力量练习,每周步行 1 h,最好分布在 3 天或更长时间内进行。根据《ACSM 指南》,部分文献建议柔韧性训练每周至少 2 天,每天进行 10 min,强度控制在中等强度 5～6RPE,包括颈、肩、肘、腕、髋、膝、踝关节。通过这些练习可以增加主要关节的灵活性;但是,什么强度和什么类型的灵活性练习是最有效的还没有完全确定。最好在进行有氧运动或抗阻训练时同时进行训练[15]。

六、运动疗法治疗的注意事项

在运动干预前，首先应对老年人的基础健康状况进行评估，将其分为以下三种情况：①日常活动正常且不伴有心血管疾病（包括心脏、外周血管、心脑血管方面的疾病）、代谢性疾病（如1型或2型糖尿病）或肾脏疾病的老年人，推荐他们正常进行日常活动和运动训练；②伴有上述的一种或多种疾病，但经医师评估允许其参与运动，且在过去12个月内活动情况良好的老年人，推荐他们进行中等强度的训练；③若患有上述疾病且在活动时出现症状，建议先停止训练，并在纠正健康状态后，再行评估[5]。

在运动能力非常虚弱的个体中，有氧训练和（或）平衡训练可能需要先于抗阻训练，适当的热身和伸展运动对患者平衡和呼吸是十分重要的，在安排运动计划之前，医生应根据患者的社会偏好、文化规范、锻炼史、准备情况、动机、自律，以及短期和长期目标等来考虑和识别患者适合的活动。运动计划应根据具体目标和任务进行个性化，并根据慢性病和活动限制、跌倒风险、个人能力和健康状况量身定制，必须确定每项运动的内容、方式、时间、地点和频率。

老年人运动中常见的问题是与共病有关的问题。在这些情况下，将活动限制在患者耐受的范围内是十分重要的。运动处方应该以小的增量进行，并将更长的持续时间优先于更高的运动强度。绝对禁忌证主要是心血管疾病：近期心脏病发作、不稳定心绞痛、高血压失控、急性心力衰竭和完全房室传导阻滞。在运动的初始阶段，最好可以与另一个人一起运动，携带手机以便寻求紧急帮助,在光线充足的房间,坚持舒适的活动水平和正常的呼吸等。

　　总之,运动可以对引起肌肉衰减综合征的基本机制产生直接的有益影响,制订的运动方案应针对个人进行调整,当参与者运动能力受损或有所改善时适当调整运动处方,运动项目定期进行时,可以观察到许多增益。应该和患者一起建立明确的运动目标,根据功能状态个体化制订方案,并且应该在进行定期复查的同时,在持续时间和努力程度上做出有预测性的改变。肌肉衰减综合征是虚弱综合征的一个主要组成部分,也是老年人残疾、发病率和死亡率的一个强有力的预测指标。需要注意的是,无论是否补充蛋白质,体力活动都证明对改善肌肉质量和功能及预防老年人的残疾和虚弱是有效的,可以改善肌肉质量、力量和功能。尽管具有挑战性,但应鼓励老年人参加常规锻炼计划,每周至少 3 次,最短持续时间为 30 min,这不仅能提高他们的运动能力和独立性,而且可能提高他们的生活质量。

第二节　营养干预

　　据统计,约有 2/3 的老年人存在营养不良风险。随着年龄的增长,合成代谢抵抗的出现使得老年人营养吸收状况不断恶化,从而加剧肌肉衰减综合征的程度。虽然运动干预能够有效控制老年人的肌肉损失,但对于肌肉量损失严重且蛋白质摄入不足的老年人而言,效果并不明显。因此,在老年人中营养干预手段也十分重要。

一、蛋白质及其补充剂

蛋白质摄入不足将影响老年人的新陈代谢和生理调节能力,包括肌肉质量损伤和肌肉力量下降等。膳食蛋白质能够提供合成肌肉蛋白质所需的氨基酸,对于老年人而言,需要关注的一个主要问题是蛋白质的合成代谢反应可能会减弱,老年人需要更多的蛋白质才能维持氮平衡,以防止肌肉质量和肌肉力量损失。目前,对于老年人的蛋白质合成代谢反应减少程度的结论不一致,并且关于低蛋白质摄入量是否与老年人肌肉质量和肌肉力量损失有关依旧存在争议。一些观察性证据表明,低蛋白质摄入量与老年人肌肉质量和力量损失有关。针对低蛋白质摄入量老年人群的研究发现,在三年随访期内,与低蛋白质摄入量人群相比,高蛋白质摄入量人群的瘦体重和四肢瘦体重损失程度减少了40%[16],而较高的蛋白质摄入量能够减慢老年女性的握力损失[17]。然而,最近一项针对于活动受限老年人的试验发现,乳清蛋白(40 g/d)结合高强度抗阻训练后没有发现全身肌肉量、肌肉横截面积或肌肉耐力的显著增强[18],这说明老年人肌肉蛋白质合成反应不仅受到蛋白质摄入量的影响,蛋白质来源和碳水化合物等其他饮食成分的影响也同样对肌肉产生复杂的影响。

在摄入的蛋白质质量方面,需要考虑两个关键因素:一是蛋白质中必需氨基酸的含量,特别是亮氨酸;另一个是蛋白质的消化率和利用率,具有高消化率和利用率的蛋白质更有利于促进合成代谢。与动物蛋白相比,植物蛋白的合成代谢效应较弱[19],这可能是由于氨基酸含量和平衡存在差异,如植物蛋白中的亮氨酸含量相对较低。不同蛋白质在体内消化、吸收、分布及排泄等代谢方式不同,摄入体内后其生理功能也不同。研究表明,蛋白质消化率是影响蛋白质动力学的独立影响因子。Tang 等在研究不同来源蛋白质时发现,补充乳清蛋白水解物后,血浆必需氨基酸、亮氨酸、胰岛素反应,以及肌肉蛋白质合成率均明显优于酪蛋白和大豆分离蛋白,这可能与乳清蛋白消化快或亮氨酸含量高有关[20]。在蛋白质摄入方面,研究显示,进餐能够促进肌肉蛋白质的净合成,这主要是通过其促进蛋白质合成作用,而抑制肌肉蛋白质分解的作用较小[21]。进餐后蛋白质合成代谢反应是短暂的,进餐后 1~4 h 肌肉蛋白质合成速率增加且分解速率下降,而餐后 4 h 肌肉蛋白质合成速率开始下降。因此,应经常摄入高蛋白食物以增强肌肉功能。在蛋白质摄入含量方面,仍存在争议。相关研究表示,膳食蛋白质摄入量 0.8 g/(kg·d)不足以维持老年人的骨骼肌质量,适量增加蛋白质摄入量有助于促进老年人蛋白质的合成,减少骨骼肌蛋白质的年龄进行性下降。然而,一项关于短期蛋白质摄入对增加老年人肌肉蛋白质合成作用的荟萃分析表示,蛋白质摄入量 0.08~0.8 g/(kg·d)呈量效关系,>0.8 g/(kg·d)合成作用会有所减弱[22]。目前,蛋白质摄入 1.4 g/(kg·d)及以上对预防肌肉衰减综合征的有效性已经得到认证[23],其能够抵消蛋白质合成率下降的影响。据《中国营养专家共识》所示,健康老人的适宜蛋白质摄入量应为 1.0~1.2 g/(kg·d),急慢性病老年患者建议达到 1.2~1.5 g/(kg·d),其中优质蛋白质比例应达到一半及以上。研究报道,老年人每餐摄入 25~30 g 蛋白质,才能最大限度地刺激肌肉蛋白质的合成[24]。因此,研究人员需要进一步调查来定义和确定最佳的饮食方案、蛋白质摄入模式,以及它们与老年人肌肉功能的作用。总而言之,适当的蛋白质补充剂有可能延缓肌肉衰减综合征,特别是对于那些日常蛋白质摄入较少的老年人。

支链氨基酸已被证明可以增强骨骼肌蛋白质合成和净平衡,补充亮氨酸、异亮氨酸和缬氨酸可以改善运动表现,减轻肌肉损失。其中,应重点关注亮氨酸,作为全身和骨骼肌蛋白质合成的重要调控因子,它不仅可以提供蛋白质合成的原料,还可以刺激胰岛素合成,增强胰岛素敏感性,促进体内合成代谢反应。一些系统性综述和荟萃分析认为,亮氨酸摄入可以增加老年人肌肉蛋白质合成率,并且可能有助于解决肌肉质量随老龄化下降的问题[25]。β-羟基-β-甲基丁酸酯(HMB)作为亮氨酸的衍生物存在于人体肌肉细胞,通过增加蛋白质合成和减少蛋白质降解对蛋白质平衡产生积极的影响。越来越多的证据表明,HMB 有助于减缓肌肉损失和改善肌肉力量。Deutz 等研究发现,HMB 补充可延缓卧床老年人的肌肉衰减情况[26]。老年人是失能、半失能的主要人群,其活动能力易受到限制,这会进一步加重肌肉衰减综合征。一项关于老年人补充 HMB 的荟萃分析显示,与对照组相比,干预组老年人的肌肉质量的增加更多[27]。目前,对于 HMB 补充的最有效剂量尚不统一,在人群试验中,6 g/d 的补充剂量未发现不良反应,但大多数研究者采用的是 3 g/d 的补充剂量,认为此剂量是较安全、有效的。因此,补充 HMB 有助于预防肌肉萎缩,但需要进一步研究确定 HMB 对老年人肌肉力量和身体功能的确切影响和适宜摄入量。

肌酸是一种由精氨酸、甘氨酸及甲硫氨酸组成的物质,作为肌肉组织中储存高能磷酸键的场所,它被证明可以增加肌肉衰减综合征患者的肌肉力量。人体的各项活动都依赖腺苷三磷酸(ATP)提供能量,而人体内 ATP 的储备量非常少,运动时 ATP 不断消耗,肌酸不仅能够快速合成 ATP 起到能量缓冲作用,还能增强肌肉力量和肌肉耐力,加快运动后疲劳状态的恢复。补充肌酸可以增加骨骼肌中的总肌酸和磷酸肌酸水平,特别是在肌酸储备量低的人群中。此外,由于熊果酸在糖尿病和高脂血症的动物模型中起到的有益作用,常被认为是多种降糖药的活性成分。Kunkel 等发现,熊果酸可能通过抑制骨骼肌肉萎缩相关基因表达来减少骨骼肌肉的萎缩[28]。目前,关于此领域的研究大多数是动物实验,仍缺少相关人群试验证据。因此,我们认为肌酸和熊果酸可能具有防治肌肉衰减综合征的潜力,但仍需要进一步研究为其提供证据支持。

二、维生素 D

老年人的身体活动受限和普遍存在的自主生活能力下降会导致日光暴露不足,使得维生素 D 缺乏,血清维生素 D 水平普遍降低。而作为肌肉骨骼健康的关键营养素,维生素 D 缺乏与骨质疏松、骨折、跌倒等疾病密切相关。大量的临床和流行病学证据表明,老年人的维生素 D 含量与肌肉功能有关。Visser 等在阿姆斯特丹的纵向老化研究中发现,与具有较高血清 25 -羟维生素 D[25(OH)D]浓度(>50 nmol/L)的参与者相比,较低浓度(≤25 nmol/L)的老年人患肌肉衰减综合征的可能性约高 2 倍。在该试验的持续随访中,观察到了低维生素 D 摄入与更高的骨折风险相关[29]。肌肉组织减少的主要原因是Ⅰ型和Ⅱ型肌纤维数量减少和肌肉细胞体积缩小,尤以Ⅱ型肌肉纤维减少为主。Carla 等通过检测发现,维生素 D 缺乏人群的Ⅱ型肌肉纤维严重萎缩[30]。维生素 D 影响肌肉功能的机制尚不清楚,部分机制可能是通过维生素 D 受体(VDR)介导的基因途径和非基因快速机制影响钙稳态,从而影响了肌细胞的收缩特性。

人体肌肉组织中存在的 VDR 数量会随年龄的增长而下降,但近期研究认为维生素 D 补充剂可以改变 VDR 的表达,老年且活动受限的妇女分别服用 4 000 IU 维生素 D_3 或安慰剂后,发现维生素 D 补充剂组的肌肉组织中的 VDR 浓度变化较大,Ⅱ型肌纤维的情况更好[31]。

关于维生素 D 补充剂效果的系统性综述和荟萃分析表明,平均血清 25(OH)D 浓度处于缺乏状态时(<50 nmol/L),补充维生素 D 有助于提高老年人的肌肉功能,能够增加下肢肌力,提高身体动态平衡能力和步行速度[32]。近期的荟萃分析也证实了维生素 D 的补充对肌肉力量的积极影响[33]。另外,除了对肌肉功能的潜在影响外,低维生素 D 摄入也与体位性低血压有关,这会增加老年人跌倒的风险性。多项跌倒预防试验的荟萃分析表示,在补充维生素 D 后,跌倒率降低了 12%～37%[34,35]。所以,维生素 D 的补充在预防老年人跌倒方面也至关重要,维生素 D 缺乏导致的营养不良是增加 65～75 岁的老年人跌倒的独立危险因素。《中国营养专家共识》认为,应密切关注肌肉衰减综合征老年人体内的维生素 D 水平,当老年人血清 25(OH)D 水平低于正常值范围时,及时进行补充。建议维生素 D 的补充剂量为 15～20 $\mu g/d$(600～800 IU/d),其中维生素 D_2 与维生素 D_3 可以交替使用。此外,应注意增加户外活动,适当摄入鱼、动物肝脏和蛋黄等维生素 D 含量较高的食物,有助于提高老年人的血清维生素 D 水平,从而预防肌肉衰减综合征。

三、抗氧化营养素

在衰老过程中,肌质网的钙离子(Ca^{2+})摄入会减少,细胞内和线粒体的 Ca^{2+} 有所增加,活性氧自由基生成增多,形成氧化应激。增强的氧化应激可以改变线粒体 DNA(mtDNA),阻止蛋白质和 ATP 的生成,导致肌肉细胞的坏死和凋亡。同时,氧化应激会使肌卫星细胞减少,增殖能力下降使得肌纤维减少,肌肉量丢失。抗氧化营养素,如硒、类胡萝卜素、生育酚、黄酮类和其他植物多酚等,可清除活性氧自由基,猝灭单线态氧,通过改变体内氧化与抗氧化平衡,减少肌肉损伤,从而达到对抗肌肉衰减综合征的作用。因此,建议在膳食中多食用深色蔬菜、水果,以及豆类等富含抗氧化营养素的食物。

许多观察性研究表明,较高的抗氧化状态与较强的身体功能之间存在正相关。一项前瞻性队列研究对 766 名 65 岁以上女性进行连续三年随访后显示,与血清 α-生育酚浓度最高组相比,α-生育酚最低组 3 年内发生身体衰弱的风险增加[36]。维生素 E 是一种有效的脂溶性抗氧化剂,常被用作补充剂,一项随机对照试验结果表明,维生素 E 的补充可通过提高机体抗氧化能力减轻氧化应激引发的肌肉损伤,维护肌肉功能[37]。绿茶被认为是一种富含抗氧化剂(主要是多酚)的食物来源,多项临床试验表示,绿茶及其丰富的多酚在血液和口腔等部位具有抗氧化特性。一项随机对照试验发现,每天摄入 3 杯绿茶和 400 IU维生素 E 能够改善健康老年人的肌肉成分和葡萄糖耐量,减弱氧化应激损伤[38]。

骨骼肌是机体储备维生素 C 的主要器官之一,含有约 67%的维生素 C。维生素 C 缺乏可能会从多方面影响身体活动能力,包括非特异性的疲劳症状、肌无力和贫血等。相关研究显示,75 岁以上的老年女性维生素 C 含量与握力、单腿站立时间呈正相关,与 BMI 呈负相关[39]。研究发现,低硒含量也与老年人的低肌肉质量有关。此外,在为期 6 年的基安蒂地区的老年人队列研究中发现,较高的血浆类胡萝卜素浓度与较低的步行残疾风险相关[40]。据老年肌肉衰减综合征营养专家共识提示，鼓励老年人适当补充富含维生素 C、维生素 E、类胡萝卜素、硒等抗氧化营养素的膳食补充剂。目前，仍缺少抗氧化营养素及其补充剂的临床效果支持性证据，需要进一步研究其对肌肉衰减综合征患者的影响。

四、长链多不饱和脂肪酸

与 C 反应蛋白(CRP)、肿瘤坏死因子-α(TNF-α)和白细胞介素 6(IL-6)等炎症因子相关的低度全身性炎症常见于许多慢性疾病，在随访 10 年的英国赫特福德郡老龄化研究中发现，炎症状态与较低的握力有关[41]。而来自 20-碳多不饱和脂肪酸衍生的类二十烷酸是炎症的调节剂。因此，应考虑 $n-3$ 和 $n-6$ 长链多不饱和脂肪酸(LCPUFAs)的摄入，这在饮食平衡中具有重要意义，特别是 $n-3$ LCPUFAs 有可能成为有效的抗炎药(n 编号系统，也叫 ω 编号系统)。近期一项纳入了 68 个试验的荟萃分析表示，补充来源于海洋的 $\omega-3$ LCPUFAs 对 CRP、IL-6 和 TNF-α 等炎症因子水平有显著的降低作用，补充持续时间越长，变化越大[42]。

除了对炎症反应的影响外，$\omega-3$ LCPUFAs 主要通过 mTOR 信号影响肌肉蛋白质合成，可缓解老年人的肌肉蛋白质合成抵抗现象，故建议补充 $\omega-3$ LCPUFAs，通过改变年龄相关的合成代谢抗性，来增加老年人的肌肉质量。一些观察性证据表明，$\omega-3$ LPUFAs 对肌肉力量和身体功能都具有积极效益[43]。研究发现，对老年妇女补充 $\omega-3$ LPUFAs 可以改善步行速度，且在力量训练试验中，与仅参加力量训练的女性相比，训练同时补充鱼油(2 g/d)的参与者可以提高其肌肉力量和功能[44]。这些研究结果提供了一种可用于防治年龄进行性肌肉质量和功能损失的简单低成本方法,然而,并非所有的试验都是有效的。一项为期 12 周的 ω-3 LPUFAs 补充剂试验显示,安慰剂组与补充剂组的肌肉质量、握力或 TUGT 没有差异[45]。因此,需要进一步研究确定 LCPUFAs 对于老年肌肉衰减综合征的作用。目前,我国推荐的老年人膳食脂肪的宏量营养素可接受范围为总能量摄入(E)20%E～30%E;其中推荐老年人 ω-3 LPUFAs 的推荐适宜摄入量为 0.60% E,二十碳五烯酸(EPA)和二十二碳六烯酸(DHA)主要来源于鱼类,其可接受摄入量为 0.25～2.00 g/d。据《肌肉衰减综合征营养与运动干预中国专家共识》所示,长链多不饱和脂肪酸的摄入,以及联合抗阻训练和其他营养物质可延缓肌肉衰减综合征的发生。

五、膳食推荐和饮食模式

目前,将个体的营养与老年肌肉质量和功能差异相联系的观察性证据存在一定的局限性,主要是由于许多膳食成分彼此高度相关。尽管这是一个发展迅猛的领域,但目前仍缺乏饮食成分和饮食模式对年龄相关的肌肉质量和功能损失作用的一致性证据。

(一) 膳食推荐

膳食营养是保证老年人健康的基石,与老年人生活质量、家庭、社会经济、医疗负担密切相关。与青年和中年时期相比,老年人身体功能会出现不同程度的衰退,如咀嚼、消化能力下降、酶活性和激素水平异常、心脑功能衰退、感官反应迟钝、肌肉萎缩等,这些均会影响老年人的食物摄取、消化和吸收能力,增加老年人营养缺乏和产生疾病的风险。因此,应针对老年人的特点进行特异性的膳食指导。

与肌肉质量和肌肉功能相关的常见食物之一是乳制品,因为它们含有丰富的乳清蛋白且具有抗氧化特性。在对澳大利亚老年妇女的横断面研究中发现,较多的乳制品摄入(牛奶、酸奶和奶酪)与较高的瘦体重和四肢骨骼肌质量、较强的握力和较好的计时起立-行走测试(TUGT)测试成绩有关[46]。一些实验性研究也支持这一观点,与12周日常饮食的对照组相比,添加乳清干酪(210 g/d)老年人群的四肢骨骼肌质量有所改善[47]。在另一项关于超重和肥胖女性的研究中,Josse及其同事发现高蛋白质和高乳制品摄入的女性比其他具有足够蛋白质但摄入中/低乳制品的女性,对饮食和运动方案的反应显示出更有利的身体成分变化(更多的总体和内脏脂肪减少,瘦体重增加)。

一些富含抗氧化营养素的食物也富含无机硝酸盐,如生菜、菠菜和芹菜等绿叶蔬菜和甜菜根。膳食硝酸盐摄入似乎可以提高年轻人的运动能力和运动表现,这使得甜菜根汁在一些耐力运动员中备受欢迎。在人体内,硝酸盐可以转化为亚硝酸盐和一氧化氮,具有多重效用且对肌肉表现有影响。然而,许多研究认为,短期补充甜菜根汁不能改变老年人的步行速度、TUGT测试、重复椅子站立起测试、握力等身体活动能力。目前,有研究已经考虑将补充膳食硝酸盐作为充血性心力衰竭的支持性治疗方法,但是这种治疗方法对于肌肉衰减综合征的老年人是否有效尚不确定。

目前,对老年人进行个体化膳食指导至关重要,可考虑在一般人群膳食指南的基础上,补充适合老年人特点的膳食指导内容,推荐参考《中国居民膳食指南(2018)》。对于缺乏营养素的老年人而言,可参考表3-2-1所示的食物营养素列表进行选择。

一般人群膳食指南和老年人补充膳食指导内容如下。

1. 食物多样,谷类为主

(1) 每天的膳食应包括谷薯类、蔬菜水果类、畜禽鱼蛋奶类、大豆坚果类等食物。

(2) 平均每天摄入 12 种以上食物,每周 25 种以上。

(3) 每天摄入谷薯类食物 250～400 g,其中全谷物和杂豆类 50～150 g,薯类 50～100 g。

(4) 食物多样、谷类为主是平衡膳食模式的重要特征。

2. 吃动平衡,健康体重

(1) 各年龄段人群都应天天运动,保持健康体重。

(2) 食不过量,控制总能量摄入,保持能量平衡。

(3) 坚持日常身体活动,每周至少进行 5 天中等强度身体活动,累计 150 min 以上,主动身体活动最好每天 6 000 步。

(4) 减少久坐时间,每小时起来动一动。

3. 多吃蔬果、奶类、大豆

(1) 蔬菜水果是平衡膳食的重要组成部分,奶类富含钙,大豆富含优质蛋白质。

(2) 餐餐有蔬菜,保证每天摄入 300～500 g 蔬菜,深色蔬菜应占 1/2。

(3) 天天吃水果,保证每天摄入 200～350 g 新鲜水果,果汁不能代替鲜果。

(4) 吃各种各样的奶制品,相当于每天液态奶 300 g。

(5) 经常吃豆制品,每天大豆 25 g 以上,适量吃坚果。

4. 适量吃鱼、禽、蛋、瘦肉

(1) 鱼、禽、蛋和瘦肉摄入要适量。

(2) 每周吃水产类 280～525 g,畜禽肉 280～525 g,蛋类

280～350 g,平均每天摄入总量 120～200 g。

(3) 优先选择鱼和禽肉。

(4) 吃鸡蛋不弃蛋黄。

(5) 少吃肥肉、烟熏和腌制肉制品。

5. 少盐少油,控糖限酒

(1) 培养清淡饮食习惯,少吃高盐和油炸食品。

(2) 成人每天食盐不超过 6 g,每天烹调油 25～30 g。

(3) 控制添加糖的摄入量,每天摄入不超过 50 g,最好控制在 25 g 以下。

(4) 每日反式脂肪酸摄入量不超过 2 g。

(5) 足量饮水,成年人每天 7～8 杯(1 500～1 700 mL),提倡饮用白开水和茶水,不喝或少喝含糖饮料。

(6) 少年儿童、孕妇、乳母不应饮酒,成人若饮酒,男性一天饮用酒的酒精量不超过 25 g,女性不超过 15 g。

6. 杜绝浪费,兴新食尚

(1) 珍惜食物,按需备餐,提倡分餐不浪费。

(2) 选择新鲜卫生的食物和适宜的烹调方式。

(3) 食物制备生熟分开,熟食 2 次加热要热透。

(4) 学会阅读食品标签,合理选择食品。

(5) 多回家吃饭,享受食物和亲情。

(6) 传承优良文化,兴饮食文明新风。

7. 聚焦老人,膳食推荐

(1) 少量多餐,细软食物,细嚼慢咽,预防营养缺乏。

(2) 建议足量饮水,每天饮水量达到 1 500～1 700 mL,首选温热白开水。

(3) 积极户外活动,延缓骨质疏松。

(4) 乐于参与运动,维持适宜体重。

（5）摄入充足食物,鼓励陪伴进餐。

表3-2-1　食物营养素列表

营养素	主要食物(部分食物重复出现)
蛋白质	鱼、虾、禽肉、猪牛羊肉等动物性食物; 牛奶,建议老年人多喝低脂奶及其制品,乳糖不耐受的老年人可以考虑饮用低乳糖奶或食用酸奶; 大豆及其制品(豆腐、豆腐干等)
钙	奶类和豆制品; 海产类(海带、虾、螺、贝); 高钙低草酸蔬菜(芹菜、油菜、紫皮洋葱、苜蓿等); 黑木耳、芝麻等天然高钙食物
铁	瘦肉(猪牛羊)、禽、动物肝脏、血等动物性食物,红菇等天然食物,注意浓茶、咖啡会干扰食物中铁吸收,不建议吃饭前后1 h内饮用
锌	扇贝、生蚝、口蘑、牡蛎等
维生素 B_{12}	瘦肉、禽、动物肝脏、血等动物性食物
维生素C和叶酸	水果和绿叶蔬菜
维生素D	海鱼、动物肝脏、蛋黄等
ω-3多不饱和脂肪酸	海产品(海鱼和海藻等)
低胆固醇 (<90 mg/100 g)	瘦猪肉、青鱼、鲑鱼、龙虾、海蜇皮、鸡胸肉、一般淡水鱼、一般海产鱼、巧克力蛋糕、巧克力冰淇淋、炼乳、羊奶、脱脂奶粉、牛奶、酸牛奶等
中胆固醇 (90~200 mg/100 g)	肥肉(猪牛羊)、瘦牛羊肉、鳗鱼、鲳鱼、鳕鱼、黄鱼、鲫鱼、黄鳝、猪肚、腊肠、牛肥肠、干贝、泥鳅、鸡肉、猪油、牛油、全脂奶粉等
高胆固醇 (>200 mg/100 g)	猪蹄、猪心、猪肝、鹌鹑蛋、鸡蛋黄、鱿鱼、虾、虾籽、小虾米、虾皮、鸭蛋、鸡蛋、鱼肝油、鲫鱼子、蚬、墨鱼、银鱼、带鱼、螃蟹、奶油等

(二) 饮食模式

热量限制(CR),通常是指比正常情况下减少 $20\%\sim40\%$ 的热量,这能够保持线粒体健康从而对抗肌肉衰减综合征的发生。CR 可以延缓原发性衰老(年龄相关的衰老)和继发性衰老(由于疾病和不良生活方式行为造成的加速老化),从而延长许多物种的寿命。啮齿类动物研究始终表明,CR 可以延长寿命,并且降低许多年龄相关疾病的发病率,这可能是由于 CR 减轻了线粒体异常情况和氧化应激的能力。然而,长期 CR 可能会导致非肥胖老年人的体重减轻,从而加剧肌肉衰减综合征,增加残疾风险。因此,需要进一步调查去确定 CR 是否适用于肌肉衰减综合征的老年人。

由于食物和营养素是共同存在的,因此,研究人员通常通过饮食模式来调查营养补充的效果,这种方法可以考虑食物成分之间复杂的相互作用,包括对健康的潜在协同或拮抗作用。一般而言,以水果和蔬菜为主导的"更健康"饮食代表了更高的营养素摄入量,如更多的鱼油、维生素 D 和 n - 3 LCPUFAs 摄入,以及更高的抗氧化营养素和蛋白质摄入等,其可能对肌肉质量和肌肉功能具有较强的抗氧化和抗炎作用。此外,由于水果和蔬菜含有钾盐,可以缓冲含硫氨基酸和植酸盐分解代谢产生的硫酸和磷酸,并通过分解代谢作用保护酸中毒的肌肉组织。虽然膳食酸碱平衡的作用尚未得到广泛研究,但有证据表明,更多的碱性食物(水果和蔬菜及更多的瘦肉组织)可能对中老年人具有保护作用。

与营养素摄入量和身体功能变化相关的证据相比,人们对老年饮食模式和饮食质量的影响知之甚少。"更健康"的饮食模式(即更多的水果、蔬菜、全麦谷物和鱼类为特征的饮食模式)已被证明与老年人更强的肌肉力量、更好的身体功能和更低的虚弱风险相关[48]。同时,通过对遵循地中海饮食模式的老年人的纵向研究发现,基线时较高的饮食模式评分与更好的身体活动能力,更低的残疾和活动受限发生风险有关[49]。此外,在一项为期 13 周的试验中,研究人员发现与给予等量补充剂(没有蛋白质或微量营养素)的对照组相比,摄入富含维生素 D、乳清蛋白(含亮氨酸)和微量营养素的混合补充剂的老年肌肉衰减综合征患者的四肢骨骼肌质量和运动反应时间都有所增加[50]。因此,摄入丰富食物营养素的饮食模式涉及一系列营养素和食物成分的变化,改善饮食模式可能成为防治年龄相关性的肌肉质量和肌肉力量减少的有效措施。

六、其他营养素

研究发现,矿物质在保护肌肉代谢和肌肉功能中具有重要作用,能够减缓随年龄进行性下降的肌肉质量、肌肉力量和身体活动能力。例如,钙、钾和钠有助于健康的肌肉和神经活动,镁有助于能量代谢、跨膜转运和肌肉组织的收缩放松,较低的血清铁含量被认为与较差的身体活动能力有关。此外,磷、硒缺乏会导致肌肉相关疾病,而锌能够延缓氧化,防止肌肉萎缩。由于膳食摄入不足、矿物质营养素吸收不足和代谢损失等,老年人特别容易产生矿物质营养素缺乏。相关研究发现,为期 12 周的氧化镁补充能够提高老年女性的平衡能力、椅子重复站立测试时间和步行速度[51]。另外,一项纳入了 10 项研究的系统性综述发现,矿物质具有防治肌肉衰减综合征的潜力,尤其是镁、硒和钙[52]。由于纳入的研究多为观察性研究,因此需要进行更多的随机对照试验来证实矿物质营养素对于老年人肌肉衰减综合征的作用。

人体肠道微生物群存在数量庞大的微生物,包括细菌、病毒、真菌和原生动物等。肠道微生物群的改变可能会通过调节全身炎症、合成代谢、胰岛素敏感性和能量产生来影响肌肉衰减综合征的发病机制。然而,营养不良和身体活动的缺乏可能会影响到微生物群。一项为期 13 周的随机对照试验发现,与对照组相比,给予益生元配方(低聚果糖和菊粉)的老年患者的肌肉疲劳情况和握力均有所改善[53]。尽管这些数据支持肠道微生物群调节肌肉功能的假设,但至今仍缺乏关于这一领域的研究证据。

七、营养联合运动干预

生物学和临床证据表明,蛋白质的摄入和运动训练对防止肌肉量减少有协同作用,而且能产生额外的益处。营养干预是改善老化肌肉卫星细胞功能的重要手段之一,而运动干预对卫星细胞功能的调控也有直接影响,因此,营养结合运动干预可能会对肌肉衰减综合征患者的肌肉状况产生更明显的改善。

Deutz 等调查了 HMB 补充对健康老年人卧床 10 天后肌肉状况的改善效果,结果显示,卧床期间对照组的瘦体重明显下降,干预组可有效抑制瘦体重的下降,但肌肉力量和肌肉功能无显著差异[26]。在运动训练后,2 组的下肢力量均有所改善,其中干预组的肌肉功能和肌肉力量获得明显提升,而对照组则无明显变化,这说明单独补充 HMB 对于肌肉力量和功能的改善效果并不明显,但联合运动训练能够达到显著改善作用。一项纳入了 227 名社区居民的为期 6 个月的研究将 65 岁及以上的日本成年人随机分为步行组、步行联合口服营养补充剂(ONS)组及对照组,ONS 由蛋白质、维生素 D、支链氨基酸和钙组成。研究发现,步行组和步行联合 ONS 组的骨骼肌指数有所增加,同时胰岛素样生长因子-1(IGF-1)和 25(OH)D 含量有所提高,其对于身体虚弱者的影响更为明显[54]。对 22 项抗阻训练期间(超过 6 周)补充蛋白质的随机对照试验进行荟萃分析发现,与仅进行抗阻训练的参与者相比,补充蛋白质的参与者的去脂体重、Ⅰ型和Ⅱ型肌纤维横截面积,以及 1-RM 腿部肌肉力量都显著增加[55]。无论是在老年参与者(50 岁及以上)还是在较年轻的参与者(49 岁及以下)中,均观察到由蛋白质补充引起的运动训练反应增强。因此,可以推断日常蛋白质摄入较低的体弱老年人在营养联合运动干预后可能会获得更大的益处。

充分的蛋白质摄入结合抗阻训练,不仅能有效提高肌肉力量和身体活动能力,还能明显增加肌肉质量。此外,运动结束之后及时补充蛋白质对于蛋白合成与分解的平衡也有重要影响。在一项为期 12 周抗阻训练研究中,与运动后给予等量碳水化合物饮料的参与者相比,运动后饮用牛奶的参与者能够获得更大程度的瘦体重增加和脂肪量减少[56]。因此,建议老年人在运动训练之后及时补充一定量的蛋白质,从而达到更优的治疗效果。

第三节 药物处方

虽然运动训练和热量限制对老年人及其肌肉功能显著有益,但通常要求老年人身体相对健康且消耗很大体力,由于患者虚弱状态与合并症的存在,运动和营养疗法并不总是适用于肌肉衰减综合征的治疗。因此,除运动和营养疗法外,药物疗法作为一种对抗衰老相关肌肉萎缩的手段最近也受到了相当多的关注。但到目前为止,美国食品药品监督管理局(Food and Drug Administration,FDA)尚未批准治疗肌肉衰减综合征的药物。本节对肌肉衰减综合征的药物疗法的研究现状进行简单介绍。

一、激素疗法

鉴于年龄相关的激素减少及其与老年人肌肉萎缩和虚弱的关系,激素替代疗法或其他合成代谢因子治疗作为一种对抗衰老相关肌肉萎缩的手段受到了相当多的关注,也作为运动诱导的替代或增强剂来改善肌肉质量和力量,特别是对于体弱的老年人。

(一)睾酮及选择性雄激素受体调节剂

睾酮水平从 30 岁开始每年下降约 1%,这一下降与肌肉质量和力量的减少有关[57]。研究表明,睾酮的补充对肌肉和骨骼组织具有益处:睾酮可增加肌肉力量和身体功能,减少脂肪量,降低住院率,特别是在老年人中[57,58]。低剂量时,睾酮可增加蛋白质合成,从而增加肌肉质量;高剂量时,睾酮可激活卫星细胞募集,减少脂肪干细胞,从而增加肌肉生成,减少脂肪生成[59]。老年人的睾酮替代疗法与一些可能的不良反应有关。如心血管疾病、液体潴留、妇科乳腺炎、睡眠呼吸暂停综合征的恶化、红细胞增多和加速前列腺炎的疾病进程[60,61]。然而,在治疗肌肉衰减综合征的药物中,睾酮是最有效且最安全的,因为它的不良反应是剂量依赖性的,有研究发现在老年男性中应用每周 300 mg 和每周 600 mg 的高剂量睾酮时,不良反应发生率很高[57,58]。目前,仍需要更近一步的研究来确定睾酮在肌肉衰减综合征治疗中的作用。

与睾酮补充相关的剂量依赖性不良反应促进了治疗剂的发展。这些治疗剂具有骨骼肌和骨组织特异性合成代谢作用[62]。选择性雄激素受体调节剂(SARMs)是一类雄激素受体配体,在某些组织(如肌肉和骨骼)中显示雄激素生成效应,对其他器官(如前列腺或皮肤)无影响,从而可以避免前列腺增生或雄激素化等不良反应[63]。从结构上讲,SARMs可分为类固醇性和非类固醇性SARMs。类固醇性SARMs最初是在20世纪40年代通过改变睾酮分子的化学结构而发展起来的,但它们显示出与睾酮本身类似的不良反应[57]。经过科学家们的努力,非类固醇性SARMs相应而生。一些类固醇和非类固醇的SARMs已经经历了第一阶段到第三阶段的试验[64]。一项为期12周的双盲、安慰剂对照的第二阶段临床试验在120名健康老年男性和绝经后女性中开展,对其中一种SARMs（GTX - 024(Enobosarm)）的疗效进行了评估,结果显示该药物在瘦体重和身体功能上总体呈剂量依赖性改善,并且耐受性良好[65]。此外,一项对健康年轻男性进行的为期21天的另一种SARMs（LGD - 4033(配体)）递增剂量研究表明,该药物耐受性良好,具有良好的药代动力学特征,并增加了瘦体重和腿部力量[66]。另一种SARMs(MK - 0773)在不同性别的肌肉衰减综合征患者中均进行了二期研究。其中,在一项对65岁及以上患有肌肉衰减综合征且虚弱的妇女进行的研究中,与安慰剂相比,接受MK - 0773治疗的受试者瘦体重显著增加,但在肌肉力量和功能方面没有显著改善[67]。尽管SARMs在增加瘦体重及肌肉力量和功能上似乎是安全有效的,但是与高剂量睾酮治疗的效果相比,它们对肌肉质量和功能的影响似乎不大[68]。需要进行长期随访及更有效、更有选择性的SARMs的试验,以证明其在改善身体功能和健康结果方面的疗效和长期安全性。

(二) 生长激素(GH)/胰岛素样生长因子(IGF)

生长激素是垂体分泌的控制骨骼肌生长的激素,它刺激肝脏向血液释放 IGFs。生长激素不仅通过胰岛素样生长因子-1(IGF-1)影响肌肉质量,其对骨骼肌也有直接影响。50 岁以后,生长激素的分泌下降。据报道,超过一半的老年人有部分或完全的生长激素缺乏。IGF 水平降低提示对老年人进行生长激素疗法可能逆转与年龄相关的骨骼肌变化[69]。动物实验表明,生长激素缺乏会导致肌肉萎缩,而生长激素治疗促进肌细胞增大,逆转蛋白质合成速率和膜传导的年龄相关变化,并已被证明对老年人有益[70~72]。虽然研究证明生长激素和 IGF-1 替代疗法对于治疗成人生长激素缺乏有益,但该疗法的效果尚不明确,且会受到剂量、治疗时间和定量方法等诸多因素的影响。此外,生长激素给药的作用机制是通过其促进肝源性 IGF-1 的释放来产生作用。该方式虽然可以增加老年人的瘦体重,但却不增加肌肉力量,并且与多种不良反应有关,包括关节和肌肉疼痛、水肿、腕管综合征和高血糖等[73]。对于 IGF-1 的给药,一项针对老年受试者的研究发现会增加心血管疾病风险,引起直立性低血压、乳腺炎和水肿等许多不良反应[74]。考虑到这些并不明确的研究结果和心血管并发症的潜在风险,需要更多的研究来阐明治疗的风险和益处,但总的来说,生长激素缺乏的人确实受益于生长激素和 IGF-1 治疗。

(三) 生长激素释放肽和生长激素释放肽受体激动剂

生长激素释放肽由胃底黏膜产生,增加食物摄入量,促进生长激素分泌[57]。在小鼠模型中,生长激素释放肽增加了 Akt 磷酸化、PGC-1α 表达、肌肉质量、肌肉力量和总的生存率[75~77]。

在体弱的老年人中,几项涉及生长激素释放肽或生长激素释放肽受体激动剂(即阿那莫林和卡普罗莫林)的研究显示:其具有增加食物摄入量,提高肌肉质量和改善肌肉功能(提高步行和爬楼梯的速度)的积极作用[78]。但是,尽管生长激素释放肽激动剂会增加食物摄入量和肌肉质量,但它们对肌肉衰减综合征患者的功能却没有产生显著影响。因此,需要更多的试验来确定这些药物在肌肉衰减综合征的长期治疗中的有效性和安全性。

(四) 甲状腺激素

甲状腺激素是一种核激素,通过与甲状腺激素受体的相互作用,作为一种转录因子,与肌源性调控因子的启动子区域结合,在调控肌肉特异性基因表达方面发挥重要作用。有研究显示甲状腺激素治疗诱导大鼠比目鱼肌纤维类型组成时,发生显著的由慢肌到快肌的转变,并增加了老年雄性和雌性大鼠肌纤维的收缩速度[79]。因此,甲状腺激素治疗有助于老年人肌肉力量的恢复。然而,也有研究显示甲状腺激素治疗可以短暂改善大鼠的心功能,但继续治疗会导致病理性心肌肥厚伴心功能受损[80]。同样,在人类中,甲状腺功能亢进对心脏健康有害,但在充血性心力衰竭患者中,单次静脉注射甲状腺激素治疗却对心血管功能有益[81,82]。由于甲状腺激素治疗已经在临床实践中使用,并且至少在短期内对心功能有有益的影响。因此,在老年时使用甲状腺激素诱导慢肌转变快肌的方式去恢复肌力值得进一步关注。但是在实施使用甲状腺激素治疗肌肉衰减综合征之前,需要严格确认安全剂量和治疗时间,因为长期的治疗和过高剂量的甲状腺激素对心功能有严重的副作用。

二、针对衰老细胞的药物治疗

细胞衰老指的是当细胞经历潜在的致癌损伤或损害(包括炎症或代谢压力)时发生的本质上不可逆的生长停滞。一些衰老细胞分泌促炎细胞因子、趋化因子、蛋白酶和诱导干细胞功能障碍的因子,称为衰老相关分泌表型(senescence-associated secretory phenotype, SASP)。许多诱导因素,包括DNA损伤、致癌突变、端粒功能失调、脂肪酸、神经酰胺、分裂素和细胞因子,可以单独或联合作用,通过各种通路使细胞衰老。衰老可能通过 SASP 和相关的慢性无菌炎症和细胞外基质降解导致局部和全身组织功能障碍,以及慢性疾病易感性。通过这些机制,衰老会促成年龄相关的功能障碍(握力下降、400 m 步行时间变长和 4 m 步行速度减慢)和多种慢性疾病(动脉粥样硬化、肾脏疾病、骨关节炎、骨质疏松症、糖尿病、肥胖、慢性肺病、视网膜疾病、癌症、阿尔茨海默病及其他神经退行性疾病等)。

(一) SASP 抑制剂

有几种药物可以降低 SASP 成分的表达,包括 JAK1/2 抑制剂(如鲁索利替尼)、糖皮质激素、雷帕霉素和二甲双胍[83]。这些药物可能不会抑制所有 SASP 因子的分泌,但至少在雷帕霉素的实验中,这些因子的一个子集的分泌会减少。给中年老鼠服用雷帕霉素,甚至给老年老鼠服用鲁索利替尼,都能减轻虚弱程度,恢复活动能力和肌肉力量。此外,鲁索利替尼能减轻衰老相关的干细胞和代谢功能障碍[83]。研究显示,尽管根据骨髓克隆分析,鲁索利替尼似乎没有改善潜在的骨髓增生性疾病,但与安慰剂相比,鲁索利替尼减轻了老年骨髓纤维化患者的虚弱样"体质"症状,增加了6 min步行试验的距离(这取决于肌肉力量)[84]。因此,SASP抑制剂似乎可以对抗衰老细胞对小鼠和人类的一些影响,包括肌肉无力和虚弱。但是,消除衰老细胞可能是治疗由衰老细胞积聚引起的功能障碍更好的长期治疗方法。

(二) 抗衰老药物(senolytics)

Senolytics是一类专门消除衰老细胞的药物,衰老细胞对凋亡具有抵抗能力,保护它们不受自身SASP、活跃的DNA损伤反应和代谢通量增加所导致的促凋亡微环境的影响。但是衰老细胞的长期存在会带来一系列不良影响,其中包括肌肉衰减。因此,科学家们提出如果能够干扰衰老细胞抵抗凋亡的通路,便可以使衰老细胞"自杀",进而减少其带来的各种不利影响。基于以上信息,研究人员选择了抑制这些通路的药物。这些药物可以在小鼠和人类衰老细胞中诱导凋亡,但在体外培养中不诱导非衰老细胞凋亡。第一个被发现的senolytic制剂是达沙替尼(酪氨酸激酶抗凋亡通路的抑制剂)和槲皮素(一种黄酮类化合物,可以抑制AKT-Bcl-2-和p21/丝氨酸蛋白酶抑制剂相关的促生存通路)。随后,根据之前确定的衰老细胞促生存通路,证明了Navitoclax(Bcl-2家族抑制剂)是能清除衰老细胞的药物,Bcl-2家族的另一种抑制剂A1331852也是如此[85]。目前发现的抗衰老药物往往对于细胞类型具有特异性,这也反映了不同细胞类型的衰老细胞激活的促生存通路的差异性。因此,相比单个药物,联合用药(例如,达沙替尼和槲皮素)可以针对更广泛的衰老细胞类型。当给小鼠联合注射药物时,会减少衰老细胞的负担,并减轻一系列疾病和失调。与衰老相关的疾病包括:早衰小鼠的活动能力下降、虚弱和骨质疏松症,幼年小鼠的一条腿受到辐射损伤后活动能力受损,老年小鼠的心功能障碍,高脂肪喂养小鼠的血管顺应性降低和钙化等[86]。这些干预措施的优势在于:可能同时减轻老年受试者的一系列并发症,如肌肉功能障碍、无力和不能活动,但该疗法临床试验还未开始。

三、抗炎药物

大量横断面和纵向性研究已经揭示了炎症标志物,如白细胞介素-6(IL-6)、肿瘤坏死因子-α(TNF-α)和 C 反应蛋白(CRP)等,会随年龄增长而升高,并与肌肉质量、肌肉力量、身体活动能力和身体功能的下降有关,甚至与残疾和病死率增加相关[87~89]。布洛芬,作为一种非类固醇抗炎药,能抑制环氧化酶活性,通过减少细胞因子产生或抑制 NF-κB 信号传导途径来调节白细胞活性,因此具有额外的抗炎特性[90]。长期服用布洛芬可预防老年大鼠的低度炎症,并可维持食物摄入的合成代谢作用,显著减少与衰老相关的肌肉质量损失。老年大鼠中年龄相关的纤维蛋白原水平增加与 α_2-巨球蛋白增加,以及血浆白蛋白水平下降 15% 有关,但布洛芬减轻了这些对纤维蛋白原、白蛋白和 α_2-巨球蛋白水平的影响。另外,布洛芬可以使血浆 IL-6 和 IL-1β 水平分别降低 60% 和 46%,并且使肌肉质量明显增加[90]。此外,布洛芬还可以增加食物摄入量和肌肉蛋白合成,表明布洛芬治疗可以通过抑制低度炎症来恢复蛋白合成[91]。另一方面,布洛芬可以激活抑制细胞凋亡和氧化损伤的 PGC-1α 途径,并可以抵消 NF-κB 活性[92]。据报道,在对潜在混杂因素进行校正后,非类固醇抗炎药使用者比非使用者患肌肉衰减综合征的风险更低。这表明,长期使用非类固醇抗炎药可能对肌肉质量和功能的丧失具有保护作用[93]。

四、肌肉生长抑制素抑制剂

肌肉生长抑制素在骨骼肌细胞中高度表达,减轻其影响的策略包括使用有缺陷的肌肉生长抑制素受体、抗肌肉生长抑制素抗体和肌肉生长抑制素受体ActRIIB抗体进行治疗。研究显示绝经后妇女服用有缺陷的肌肉生长抑制素受体ACE-031后,瘦体重和大腿肌肉体积显著增加[94]。对低握力和低功能能力患者使用抗肌肉生长抑制素抗体LY2495655的二期试验显示:瘦体重显著增加,并且患者爬楼梯和快速步行速度也有显著改善[95]。抗ActRIIB抗体药物(BYM338)可以增加肌肉衰减综合征患者的肌肉质量和生理功能,增加慢性阻塞性肺疾病诱导恶病质患者的骨骼肌质量。关于抑制肌肉生长抑制素的安全性,ACE-031治疗的肌营养不良的男孩表现出明显较高的鼻出血和毛细血管扩张的风险。正在进行的bym338和其他抗肌肉生长抑制素抗体的试验将提供更多关于抗肌肉生长抑制素治疗的有效性和安全性的信息[4]。

五、血管紧张素转换酶抑制剂

一些用于治疗充血性心力衰竭的药物正在研究用于骨骼肌保护,特别是血管紧张素转换酶抑制剂(ACEI)。在老年受试者中,培哚普利被证明能够增加生理功能,尤其是改善6 min步行试验结果。此外,还能减少髋部骨折的发病率[78]。在一项双盲随机对照试验中,评估培哚普利对功能受损的老年受试者6 min步行测试距离的影响,结果显示在6个月运动训练后培哚普利在一定程度上改善了运动能力。正在进行中的研究LACE(亮氨酸和血管紧张素转换酶抑制剂在肌肉衰减综合征中的作用）将使用基线和 12 个月之间简易体能状况量表（SPPB）和双能 X 线吸收测量法（DEXA）结果的差异,评估整个英国初级和二级护理服务的老年肌肉衰减综合征患者中亮氨酸和培哚普利的疗效。这些具有整体临床效果和成本效益的数据结果将为老年肌肉衰减综合征患者提供新的治疗思路[96]。

六、中药汤剂

从中医学角度来看,肌肉衰减综合征是痿证。总体来说,痿证的中医药治疗应以调理脾胃、补益肝肾、不妄用风药为基本原则。朱丹溪"泻南方、补北方"的治疗方法常用于肝肾亏损型的痿病。池绍龙对脾胃气虚证患者予四君子汤随症加减,总有效率 93.10％,优于常规对症治疗的 82.76％。脾主四肢肌肉,补益脾胃之气,经脉肌肉亦得以滋养,肌肉质量及肌肉力量得以提高,肌肉耐力增强,可以改善肌肉衰减状况[3]。

第四节　生活方式管理

一、戒烟

骨骼肌中的氧化应激和慢性炎症激活,以及蛋白质合成和分解失衡,可导致肌纤维流失和萎缩,最终导致肌肉衰减综合征。香烟烟雾是由蒸汽和颗粒相组成的复杂气溶胶。一些组分,如一氧化碳、丙烯醛和氮氧化物,主要存在于气相中,而其他组分如尼古丁则主要存在于颗粒相中,还有几种与多种病理有关的氧和氮自由基。香烟烟雾的挥发性和可溶性成分,包括醛、活性氧和活性氮物质,进入血液并到达吸烟者的骨骼肌。在骨骼肌中,香烟烟雾的成分直接或通过激活烟酰胺腺嘌呤二核苷酸磷酸氧化酶以产生活性氧并增加氧化应激,然后根据一系列分子通路导致肌肉萎缩。

除了已知的吸烟有害影响外,一些研究已确定吸烟是导致肌肉衰减综合征的风险因素。在包括 845 名 45～85 岁男性的 MINOS 队列研究中,与从未吸烟的受试者相比,吸烟者的相对肢体骨骼肌质量更低(-3.2%; $P<0.003$)。而且,Rancho Bernardo 队列在对 1 700 名 55～98 岁的男性和女性进行的肌肉衰减综合征患病率和危险因素的调查中,发现吸烟是肌肉衰减综合征的一个可逆危险因素。在我国一项共纳入 4 000 名老年人的研究中,调查肌肉衰减综合征与生活方式因素之间关系,结果表明,肌肉衰减综合征与吸烟存在关联[97]。

目前,关于戒烟的对肌肉衰减综合征改善作用的研究较少。在以色列进行的一项为期 12 个月的前瞻性研究中发现,抽烟者在戒烟后身体成分有所改善且肌肉力量有所增加,戒烟者和吸烟者之间调整后的差异[95% 置信区间(CI)]为:体重增加 4.43 kg(1.56～7.31 kg);瘦体重增加 1.26 kg(0.24～2.28 kg);脂肪质量增加 3.15 kg(0.91～5.39 kg);骨矿物质含量上升 48.76 g(12.06～85.54 g);骨矿物质密度上升 0.024 g/cm²(0.004～0.043 g/cm²);握力增加 3.6 kg(1.12～6.08 kg);胸部肌力升高 7.85 kg(1.93～13.76 kg);腿部肌力升高 17.02 kg(7.29～26.75 kg)(图 3-4-1 和图 3-4-2)[98]。因此,戒烟对身体成分及肌肉力量的改善是显著的。

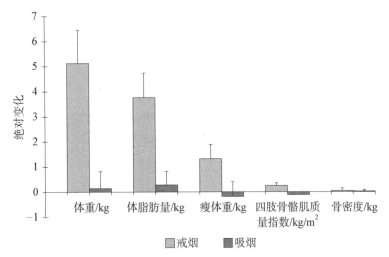

图 3-4-1　吸烟者和戒烟者 12 个月后身体成分的绝对变化

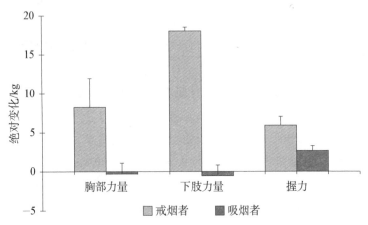

图 3-4-2　吸烟者和戒烟者 12 个月后肌肉力量的绝对变化

二、限酒

酒精摄入对骨骼肌的损害存在剂量依赖性作用,导致肌细胞功能和结构的进行性损伤,伴随瘦体重的减少。近一半的高剂量酒精摄入者患有酒精性骨骼肌病。酒精摄入和肌肉组织损失之间的致病机制涉及多种途径。有大量的证据表明,慢性饮酒和急性酒精中毒都会损害肌原纤维蛋白的蛋白质合成率,特别是在酒精吸收后的条件下。基因表达的扰动是酒精性肌病发展的促成因素,因为在400多个基因中检测到乙醇诱导的改变,而且肌肉的蛋白质谱(即蛋白质组)也受到影响。有支持性证据也表明氧化损伤与酒精性肌病的发病机制有关。脂质过氧化增加与肌肉纤维萎缩有关,并且血清中一些抗氧化剂水平的降低可能与肌肉质量和肌肉强度的丧失有关。最后,乙醇诱导骨骼肌细胞凋亡,并影响促凋亡和抗凋亡的调节机制。

目前较少报道关于戒酒干预试验来观察其对肌肉衰减综合征的影响,但是已有研究表明减少酒精摄入与戒酒可维持身体质量及增加肌肉量。在澳大利亚一项观察饮酒剂量与身体成分变化相关性的研究中,将参与者分为4个标准组(非饮酒者、1～2标准剂量、3～4标准剂量及≥5标准剂量),每一标准剂量的定义为含有10 g乙醇,经过调整人口统计学和生活方式因素等混杂变量后,结果发现每天饮用5标准剂量以上的参与者的体重指数(+4.8%)、脂肪质量指数(+20.1%)、腰围(+5.0%)、体脂(+15.2%)和躯干脂肪比例(+5.3%)均高于非饮酒者,但瘦体重却较低(−5.0%)[99]。结果可知,饮酒剂量越高,受试者越容易肥胖,但是瘦体重反而降低(图3-4-3)。因此,肌肉衰减综合征的治疗及预防也要充分考虑饮酒因素。

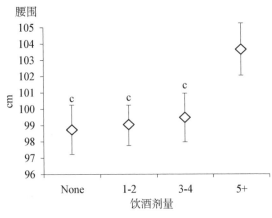

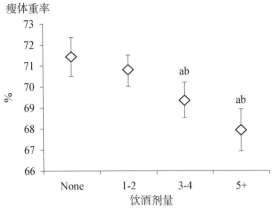

图3-4-3　饮酒剂量与腰围及瘦体重率之间的关联

（注：None：非饮酒者；a：与非饮酒者相比有统计学差异；b：与1－2标准剂量组相比有统计学差异；c：与5＋组相比具有统计学差异）

三、压力管理

精神心理障碍是老年人一个重大的社会问题，身心健康也越来越成为一个整体的研究方向。心理障碍与肌肉衰减综合征的发展相互促进,心理障碍会加速身体功能的退化,而身体功能的下降也会造成心理健康的恶化。首先,有研究表明,抑郁与低度炎症反应有关,细胞因子在抑郁症中的作用最初由 Smith 以"巨噬细胞抑郁症理论"的形式提出,并在 20 世纪 90 年代初由 Maes 等进一步研究。炎症被认为是一个可能增加抑郁症风险的重要生物学事件,在一项 Meta 分析中发现一些促炎因子,包括白细胞介素-6(IL-6)和肿瘤坏死因子-α(TNF-α),与抑郁症状相关。与此同时,炎症也是肌肉衰减综合征的发病机制之一。之前的研究也提出,促炎状态可能是通过减少肥胖个体的肌肉质量和肌肉力量从而导致肌萎缩性肥胖恶性循环的关键因素之一。血清氨酸水平降低是另一种可能的潜在机制。抑郁症状与血浆色氨酸水平降低有关。血浆色氨酸水平的降低可能是由于代谢色氨酸的主要酶,即色氨酸 2,3-双加氧酶(TDO)和吲哚胺 2,3-双加氧酶(IDO)的激活所致。这两种酶都通过 Kynurenine 途径降解色氨酸,IDO 可被多种细胞因子激活,包括干扰素-γ(IFN-γ)和 TNF-α。同时,色氨酸也被认为与肌肉萎缩有关。在单变量分析中,低浓度的色氨酸与肌细胞减少显著相关,但在多变量分析中来发现变化。另外,N 端色氨酸残基对肌生长抑素的抑制作用也很重要,肌生长抑素对骨骼肌生长具有负调节作用。这些功能的通路也说明预防及治疗肌肉衰减综合征也需要关注老年人心理健康。

在对肌肉衰减综合征及虚弱的干预治疗中,心理干预可改善一般治疗的效果,在我国台湾一项对老年人虚弱及肌肉衰减综合征的综合护理研究中,研究者将招募到的 289 名符合要求的受试者随机分到低级护理组(LLC:运动及营养干预)及高级护理组(HLC:运动、营养加心理指导),对于整个队列,健康状态的改善在 3 个月时为 35%,在 6 个月时增加至 40%,并且在

12 个月时保持稳定在 39%。两组的改善率相似。然而,与低级护理组相比,高级护理组参与者的以下指标在 6 个月和 12 个月的评估时有了更大的提升:步行能量消耗、5 m 步行时间、优势手握力、计时起立步行测试和单腿站时间(图 3-4-4)[100]。因此,在对肌肉衰减综合征进行一般治疗的同时,对老年人心理健康的关注及改善可额外增加治疗效果。

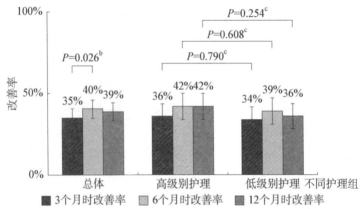

图 3-4-4　总体及各组在不同时间段的身体功能总体改善率
注:[b]采用广义估计方程(GEE)模型,经治疗和部位调整后的时间效应(6个月对 3 个月,12 个月对 3 个月)。[c]通过广义估计方程(GEE)模型,校正了地点、时间和时间交互作用治疗后的干预效果

四、改变久坐生活方式

久坐不动是老年人身体虚弱和残疾的主要危险因素。相反,定期的体力活动可以延长寿命,降低残疾风险。具体原因可能如下:骨骼肌收缩与活性氧(ROS)的产生有关。运动诱导的 ROS 可能作为信号分子,通过激活氧化还原敏感通路[包括 NF-κB、MAP 激酶和过氧化物酶体增殖物激活的受体-γ 协

同激活因子 $1\alpha(Pgc-1\alpha)]$ 来刺激细胞适应。线粒体氧化应激、抗氧化防御、炎症、蛋白质周转、凋亡和自噬这些信号通路在体力锻炼中有一定的介导作用；年龄相关的慢性炎症的减少是运动对抗年龄依赖性肌肉衰退和身体功能损伤的另一种机制。事实上，定期的身体活动计划已被证明可以减少慢性升高的 C 反应蛋白和白细胞介素 6 的循环水平。因此，晚年开始的体力活动也有助于提高功能独立性并降低死亡率，即使在校正潜在的混杂因素（如吸烟、高血压、肥胖和心血管疾病、癌症或糖尿病的家族史）后也能保持强大的效果。

第五节　其他治疗方案

一、物理治疗

肌肉衰减综合征作为一种年龄相关性肌肉力量及功能受损的疾病，与一些神经系统损伤性疾病导致的肌肉萎缩结果类似。多年来，对于神经系统损伤的物理治疗已累积了相当丰富的经验，多种治疗方式均表现出显著的改善效应。鉴于肌肉衰减综合征与神经系统损伤结果的同质性，许多研究者也观察物理治疗对于肌肉衰减综合征的治疗效应，且观察到上述治疗方案对肌肉衰减综合征的显著治疗效应，未来更多的治疗方案仍需进一步探索。

（一）全身肌肉电刺激疗法

电刺激主要是肌肉刺激和神经刺激，能提高肌肉活性，防止周围神经损伤所致的骨骼肌萎缩，增进肌肉完整性，增加肌力及步行功能，是常用的康复治疗方法，已广泛应用于偏瘫患者肌肉萎缩的预防，抗炎，促进机体康复等。全身肌肉电刺激（WB-EMS）是近年来被大量使用的一种相对较新的治疗方法，是随着传统局部肌肉电刺激（EMS）的发展而出现的，电极的总尺寸为 2.650 cm^2，每个区域具有不同的专属刺激强度，能够同时激活多达 16 个区域的肌肉（图 3-5-1）。在电刺激期间，脉冲通过靠近皮肤上的电极传递以达到刺激肌肉的目的。这些冲动导致肌肉不自主收缩，从而优先刺激主要受年龄影响引起的萎缩区域肌肉快肌纤维，使得肌肉衰减综合征的肌肉萎缩症状得到一定程度治疗。在 Kemmler 等研究者的临床试验中，在对 76 名患肌肉衰减综合征的老年女性进行 3 个疗程的治疗后，与对照组相比，治疗组中受试者的瘦体重及四肢骨骼肌质量有显著提高。而且，除了临床有效性外，受试者均表现出较高的可接受度[101]。因此，未来其可能作为肌肉衰减综合征的一种有效治疗方案。

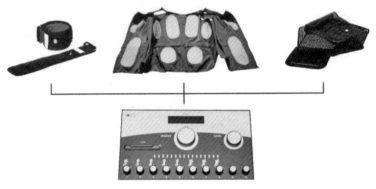

图 3-5-1　全身肌肉电刺激仪器

（二）全身振动疗法

全身振动疗法（whole-body vibration，WBV）是指在振动

平台上进行治疗的技术。在过去的几年里,被建议作为一种温和的方法来治疗老年人易患的肌肉衰减综合征。WBV 通过放置于地面上的专门振动台(可供双脚或单脚站立、双手支撑或坐姿)产生振动,使其释放的冲击性振动刺激通过肢体传递到肌群上,然后通过强直振动反射,诱发腿部和维持姿势肌肉的反射增强反应,增加主动肌的激活程度并提高阈值运动单位的生物学活性,引起参与运动单位肌群以高频率放电,而达到神经肌肉系统兴奋性提高的训练效果。在 Wei 等研究者进行的随机对照研究中,对 80 名患有肌肉衰减综合征的老年人进行治疗 12 周的全身振动疗法后,结果显示低频振动训练对患者肌肉功能存在显著积极效应[102]。

(三) 全身冷冻疗法

全身冷冻疗法(whole-body cryotherapy,WBC),这是一种有效的方法,可以减少炎症反应,改善老年人身体活动功能。WBC 需要患者进入特殊温度控制的冷冻室(- 110℃ ～ -140℃)中,将头露在外面,躯干和四肢则暴露在寒冷的空气中 2～4 min。目前此治疗多用于缓解由多种疾病引起的疼痛和炎症症状,特别是与风湿性疾病有关的症状。建议用于治疗关节炎、纤维肌痛和强直性脊柱炎。近年来,这种方法在临床应用和运动医学中越来越普遍。根据现有文献资料,全身冷冻疗法对健康受试者无害,其治疗效应可能与具有旁分泌作用的免疫分子的修饰有关,而与系统免疫功能无关。实际治疗中,机体免疫系统也表现出抗炎细胞因子的增加和促炎细胞因子的减少。此外,这种治疗方法可保持溶酶体膜稳定,减少了溶酶体酶蛋白的潜在负面影响。冷刺激也对肌酸酶、肌酸激酶和乳酸脱氢酶有积极作用,促进肌肉恢复的过程。因此,已有研究者设想将全身冷冻疗法引入运动训练会帮助老年人肌肉功能获得更大改善。但其安全性及治疗效用仍有待商榷。

二、中医学治疗

中医学认为人体是由五脏六腑、四肢百骸、五官九窍、皮肉筋骨等组成,它们各有独特的生理功能。这些分散的部分通过经络连成一个整体,所以只有通过经络的联系方式作用,这些功能才能达到相互配合,相互协调,从而使人体阴阳和谐。肌肉衰减综合征的出现正是这种协调被打破的结果,是一个复杂性疾病,中医学中属"痿证"范畴,其病位在筋脉肌肉,主要与肝、脾、肺、肾等脏器有关,利用经络系统的相互联系作用来治疗,则可有效地进行整体调节[3]。

(一) 针刺疗法

针刺疗法作为中医学治疗手段之一,具有疏通经络、扶正祛邪、调节阴阳的治疗作用。治疗痿证重在调理阴阳,补益气血,舒筋通络。阳明经主滋润宗筋,约束骨骼,为多气多血之脉。针刺阳明经可疏经通络,调理气血,故针刺多选阳明经穴,如臂臑、肩髃、手五里、曲池、尺泽、手三里、外关、合谷、环跳、伏兔、梁丘、阳陵泉、足三里、丰隆、解溪、昆仑等。夹脊穴为督脉之旁络,可调阴阳,行气血,疏调脏腑,腰背部夹脊穴也常用于治疗痿证。现代医学研究表明,针刺通过神经、内分泌系统的作用,使血管的舒缩功能得到改善,患肢血液循环状况得以增强,促进损伤的组织细胞及神经修复甚至再生。目前,对于针刺治疗对肌肉衰减综合征的效果显示:①可延缓骨骼肌萎缩所造成的肌肉湿重、肌纤维直径和横截面积的下降;②可促进两型骨骼肌纤维之间的转化；③增强骨骼肌的力量及耐力,改善运动能力；④维持正常的骨骼肌蛋白代谢；⑤促进骨骼肌蛋白基因表达的恢复；⑥促进骨骼肌损伤后肌卫星细胞的增殖并促进卫星细胞转化为活跃状态；⑦改善骨骼肌能量代谢及氧化应激反应,同时调节神经作用并促进局部血流增加。因此,针刺疗法用于治疗增龄性骨骼肌萎缩,对延缓衰老,提高老年人生活质量具有重要现实意义。

(二) 灸法

在穴位上施以艾灸,可温经通脉,调和气血。作为中医学康复治疗手段之一。其具有集温热刺激、光辐射疗法、药物刺激及特定腧穴刺激于一体的作用。近年来,现代医学逐渐衍生出具有相似作用的红外辐射光谱疗法。但是其作用的靶器官、信号传导通路、治疗作用机制等,还需要进一步探究。目前也有研究证实其对肌肉功能有一定的改善。在动物实验中,使用艾灸刺激大鼠的大椎穴、命门穴、环跳穴及后三里穴,短暂治疗后结果发现,艾灸作为一种辅助方法,可增强运动能力,且对大鼠骨骼肌耐力具有显著的调节效应,并能延缓运动疲劳的产生。有研究中显示对 74 例脑卒中痉挛性偏瘫患者在针刺的基础上,联合艾条温灸督脉治疗,总有效率优于单独针刺治疗。以上说明,灸法对于运动系统疾病及肌肉衰减综合征是一种良好的治疗方案。

(三) 穴位敷贴

穴位敷贴作为中医学特色的治疗手段,能够通过药物对穴位的刺激,使经络疏通,气血流畅,脏腑安和,阴平阳秘。中药穴位贴敷是将药物制成贴剂,以中医学整体观和辨证施护为前提,通过药效、经络穴位进行治疗，作用于相应穴位而发挥相应效应，经络传导可有效保证患者在较长一段时间内获得持久、有效的作用，同时可避免胃肠道及肝的首过效应，使药物稳定直接地发挥作用。有研究者采用动物模型，在传统针刺疗法加四君子汤的治疗基础上，重点探讨了穴位敷贴对肌肉衰减综合征的改善作用。实验中将大鼠随机分为衰老模型组和穴位敷贴组，将黄芪、党参、茯苓、甘草、白芥子、细辛等药物制成穴位敷贴，敷于实验组大鼠双侧脾俞、双侧足三里穴位。经过4周治疗后，结果显示，穴位敷贴对肌肉衰减综合征的影响作用显著，不仅使得患病动物肌肉组织蛋白水解酶水平显著下降，而且骨骼肌质量显著增加，同时还能抑制骨骼肌细胞凋亡来延缓肌肉衰减综合征的发生。

三、治疗展望

（一）干细胞疗法

在与年龄相关的变化之前，骨骼肌组织在急性损伤后保持显著的再生能力。在骨骼肌组织发生损伤后，位于基底层和肌膜之间的静止干细胞被激活、增殖，补充卫星细胞池或融合并分化形成多核肌纤维。肌细胞减少与这些功能性收缩肌纤维单位的丢失有关，这在逻辑上促使研究利用干细胞/祖细胞的外源性输送来重新填充卫星细胞池并刺激肌肉组织再生。历史上，Mauro使用电子显微镜鉴定了卫星细胞，他们报告卫星细胞可能是休眠的成肌细胞，未能与其他成肌细胞融合，并准备在主要多核细胞受损时重现骨骼肌纤维的胚胎发育。但是，迄今为止，通过外源性干细胞输送治疗肌肉衰减综合征很少有成功的案例。虽然临床应用前的研究阶段显示出干细胞的积极治疗作用,但采用干细胞为基础的方法治疗肌肉衰减综合征之前,以干细胞为基础的临床应用不仅必须跨越技术上的障碍,例如输送能力和体外扩增的问题;而且必须绕过经济和监管上的障碍。表3-5-1列出了已经评估过的用于骨骼肌修复的不同干细胞[103]。

表3-5-1　目前基于干细胞的肌纤维再生策略

细胞类型	描述	治疗潜力的研究进展	未来的挑战
肌卫星细胞	1. 成体干细胞表达 2. Pax7转录因子 3. 肌肉干细胞库的增殖和维持所必需的细胞	1. 从首次鉴定到纯细胞分离花费50年; 2. 卫星细胞分离的表面标志物不一定反映在人体生理学中; 3. 需要优化隔离和更高效的扩展	1. 很难分离和扩增; 2. 植入效率低
肌源性干细胞	1. 小鼠间质中的成体干细胞 2. 非黏附细胞群	1. 在临床前小鼠模型中通过组织学测量观察到改善肌肉再生; 2. 可在体外扩增至30代,同时保持成肌能力	1. 植入效率差; 2. 尽管组织学有改善,但功能没有改善
血管周围干细胞	1. 成人干细胞 2. 发现于肌肉微血管系统,通常与血管相关 3. 表达卫星细胞标志物 4. 呈现注射后卫星细胞位置	1. 目前正在进行针对小儿肌营养不良症的Ⅰ/Ⅱ期临床试验; 2. 可以培养多达20代,同时保留肌原性能力; 3. 比卫星细胞有更好的植入效率; 4. 改善肌肉功能和形态	体外可扩展性的变化使它们培养寿命有限

细胞类型	描述	治疗潜力的研究进展	未来的挑战
胚胎干细胞	从胚泡内细胞团分离出的多能干细胞	1. 可以在体外大量产生； 2. 植入能力已在小鼠模型中得到证实	1. 难以在体外重现骨骼肌谱系； 2. 潜在的免疫错配； 3. 伦理问题
多能诱导干细胞（IPSC）	遗传重编程的体细胞诱导多能状态	1. 可以产生 Pax7＋iPSC； 2. 已产生人类骨骼肌原性功能祖细胞； 3. 促进骨骼肌再生和功能改善	1. 要求基因修正； 2. 存在肿瘤发生风险

（二）微环境的改善

自早期观察以来,显而易见的是,肌肉再生是一个协调的过程,其中多个因素被依次激活以在受伤时恢复和（或）保持肌肉结构和功能,并且代表了基本的稳态过程,其保证了肌肉完整性的维持和可塑性。骨骼肌组织天生具有急性损伤后再生的能力,这一特性主要归因于卫星细胞的活动。然而,越来越多的人认识到,事实上微环境生态在促进卫星细胞增殖能力和骨骼肌整体再生方面发挥着重要作用。当骨骼肌再生能力受到阻碍时,至少部分原因可能是健康组织中导致骨骼肌再生的固有信号丢失所造成的。此外,随着年龄的增长,系统环境在维持肌肉干细胞的肌源性干细胞状态的作用减弱,反而促进向肌肉纤维状态的转化,而肌源性干细胞可能对环境更敏感,从而放大这一现象。因此,虽然干细胞是组织再生的一个重要决定因素,但

"合格"的微环境是保证和实现功能结果的必要条件。

改变老年肌源性祖细胞所处的微环境能促进骨骼肌再生的证据十分充分。而且,临床证据也表明,以生物支架进行改善后的健康微环境,显著促进体积性肌肉损失患者的肌生成。有研究表明,使用生物支架治疗的患者,由此新产生的肌肉不仅在组织学上与未受伤的肌肉组织相似,在肌电图改善的同时,肌肉功能也得到显著改善。另外,在肌源性动物模型中,生物支架也与更有利的巨噬细胞激活状态有关[104]。通过提供适当的组织生态微环境和指导巨噬细胞反应,可以改变骨骼肌损伤的直接反应,并可能提供一个诱导模板,以促进老年宿主的肌肉再生。因此,生物支架可能是治疗年龄相关肌肉丢失的一种有吸引力的解决方案。

第六节　常见合并症的处理

按照病因分类,肌肉衰减综合征可分为原发性肌肉衰减综合征(也称年龄相关肌肉衰减综合征)、活动相关肌肉衰减综合征、营养相关肌肉衰减综合征、疾病相关肌肉衰减综合征。其中疾病相关肌肉衰减综合征与器官(心、肺、肝、肾、脑)衰竭、炎症性疾病、恶性肿瘤或内分泌疾病有关。合并不同并发症的肌肉衰减综合征其治疗方式也有所差异。

一、合并心力衰竭

心力衰竭(heart failure,HF)是一种继发于心脏组织结构性和功能性异常的动态进行性综合征,能够导致呼吸急促,疲劳和有氧能力的减弱，与骨骼肌萎缩和异常肌肉代谢密切相关。近年来的研究表明，HF 患者中骨骼肌的收缩性质，包括力量、速度和功率都减少，这些病理变化是导致 HF 患者身体活动能力的降低和发病率及病死率增高的关键因素[105,106]。老年心力衰竭患者心肌收缩力下降，骨骼肌血流灌注不足及全身性低水平炎症状态，致使骨骼肌质量减少、功能降低，肌肉萎缩，肌纤维类型从有氧型（Ⅰ型纤维）向无氧型（Ⅱ型纤维）转变；早期无氧代谢途径不足，合成代谢下降，分解代谢加强，出现严重的肌肉耗竭，常伴随肌肉质量减少和肌肉力量下降，最终发展为合并心力衰竭的肌肉衰减综合征[9]。

　　在进行肌肉衰减综合征合并心力衰竭患者的康复治疗时，应以运动训练为核心。在 HF 患者中，收缩性蛋白（肌球蛋白）含量降低，并且肌球蛋白-肌动蛋白横桥动力学降低，这些肌蛋白含量和功能的改变影响了肌肉力量和收缩速率，从而引起骨骼肌能力的下降，导致患者身体活动能力下降和功能障碍，进一步影响了患者的生活质量[107]。因此，HF 患者需要通过维持正常的骨骼肌功能来避免身体活动能力的下降。抗阻训练能够通过减少炎症，增加线粒体功能和卫星细胞活性，调节肌丝蛋白的代谢来纠正心力衰竭患者肌丝蛋白含量和功能的改变，从而增强患者的肌肉力量，改善功能障碍[108]。渐进性强度抗阻训练后 HF 患者的肌肉量增加，肌肉代谢能力改善，但是直接进行高强度抗阻训练并未发现肌肉量和Ⅱ型肌纤维的明显增长，因此渐进性抗阻训练可能是通过改变肌肉结构并增加肌肉量来改善肌力，并适合应用于心力衰竭患者当中。另一方面，有氧训练为心肺功能带来的长期的巨大益处及联合训练对动脉顺应性负面影响的消除，使其也应被考虑在运动处方内。但在心衰患者进行抗阻训练前需谨慎评估患者心肺功能，制定适合患者的运动处方,训练时需要严密监测患者生命体征,防止不安全事件的发生。另一方面考虑到心衰患者易出现的营养不良状况,对其进行必要的蛋白质补充也是十分必要的。

一些关于血管紧张素转化酶抑制剂的研究表明,血管紧张素转化酶抑制剂可以增加Ⅱ型肌纤维,促进内皮细胞增生,增加骨骼肌血流量,提高胰岛素敏感度,改善线粒体功能,降低炎性因子水平,从而改善 HF 患者运动耐量[109];睾酮治疗也可通过促进蛋白质合成代谢,重建骨骼肌结构和功能,从而改善 HF 患者的肌肉强度及胰岛素抵抗,增加运动耐量[110]。但能够改善心功能、运动耐量的药物是否同时可改善肌肉衰减综合征仍不清楚,并缺少大样本临床试验以论证其安全性和有效性,需要进一步研究。

二、合并骨质疏松症

肌肉衰减综合征与骨质疏松症都为增龄相关性疾病,其发生发展与环境及遗传因素密切相关,共同危险因素包括年龄、营养不良、运动不足、疾病、遗传等。肌肉衰减综合征与骨质疏松症通过力学作用、内分泌及旁分泌调节、脂肪浸润等许多机制相关联。肌肉收缩对骨骼产生应力刺激,对骨骼的几何形状产生影响,从而提高骨骼质量。此外,肌纤维数目的改变,尤其是Ⅱ型纤维的减少与增龄性肌肉萎缩相关,且Ⅱ型肌纤维萎缩在骨质疏松患者中与骨量丢失成正比。肌肉与骨骼受许多因子共同调控,且骨骼与肌肉可通过旁分泌或内分泌的机制受彼此分泌的化学物质影响。随着年龄增长,脂肪增多,浸润骨骼肌肉,导致肌肉横截面减少,肌力下降,骨折风险增加,可增加肌肉衰减综合征合并骨质疏松症的发病率[111,112]。

骨骼和肌肉系统互相联系,肌肉衰减综合征和骨质疏松症存在许多共同的风险因素及发病机制。因此可对其进行共同的营养、运动、药物干预,共同防治肌肉衰减综合征与骨质疏松症,减少跌倒骨折率,提高老年人生活质量。实验表明,乳清蛋白相比酪蛋白可在肠道更快吸收,可有效限制老化过程中的蛋白质损失,刺激健康老年人的肌肉蛋白质合成率。长期使用富含亮氨酸的饮食可控制老年人的肌肉萎缩[113]。均衡膳食包括高钙、低盐和适量蛋白质,可有效防治骨质疏松症。推荐每日蛋白质摄入量为 $0.8\sim1.0\,\mathrm{g/kg}$。

运动可以提高老年人骨骼肌肉质量,对改善其运动协调能力也有帮助,可降低跌倒骨折风险,对于肌肉衰减综合征及骨质疏松症有很好的防治作用。抗阻训练可刺激肌肉蛋白质合成,每周至少3次抗阻训练,每次持续 $20\,\mathrm{min}$,可显著改善肌肉和骨骼质量,增加肌肉力量,防止老年人跌倒和骨折。

目前,防治骨质疏松症药物可分为骨吸收抑制剂、骨形成促进剂及其他。主要包括降钙素类、双磷酸盐类、绝经激素治疗类、选择性雌激素受体调节剂类、甲状旁腺激素、活性维生素 D 及其类似物、锶盐、维生素 K 类、核因子-κB 受体活化因子配基 receptor activator of nuclear faetor-κB ligand RANKL 抑制剂等。目前,临床尚无药物用于肌肉衰减综合征,研究表明部分药物可使肌肉衰减综合征患者获益,包括活性维生素 D、睾酮及合成类固醇激素、血管紧张素转换酶抑制剂、生长激素类药物、肌生长抑制素抗体、胃饥饿素、活化素 Ⅱ 受体配体捕获剂、交感神经 β_2 受体激动剂等[114~116],但其临床安全有效性有待进一步证实。

三、合并脑血管疾病

中风是西方国家第三大死亡原因和致残原因。即使采用最佳的急性治疗,大约 2/3 的患者在中风后仍处于不完全康复状态,15%～30% 的患者永久残疾,20% 的患者在发病后 3 个月需要基础护理,30% 的患者在没有帮助的情况下无法行走。骨骼肌是中风致残的主要效应器官。然而,这种残疾传统上归因于脑损伤本身,对肌肉组织的结构、代谢和功能方面的关注较少。偏瘫中风导致各种肌肉异常。失神经、废用、炎症、重塑和痉挛的结合导致肌肉组织表型改变和萎缩等多种复杂模式。在中风患者中往往观察到更多肌纤维的丧失,肌纤维变化水平很大程度上决定了中风后步态缺陷的严重程度等。另一方面中风后,麻痹侧的肌肉活动减少或消失,以及经常在床上的强迫静止,使得肌肉质量减少,即所谓的废用性萎缩,由于肌肉生长抑制素、肿瘤坏死因子 - α、氧化应激、蛋白质合成减少及蛋白质分解自噬增加等机制导致了中枢神经系统疾病后肌肉萎缩;缺乏活动导致胰岛素抵抗,这不仅影响葡萄糖依赖性能量代谢,而且还导致胰岛素合成代谢刺激减少。在健康的老年人中,10 天的卧床休息会导致肌肉蛋白质合成减少 30%,腿部瘦体重减少 6%,肌肉力量下降 16%。另外,长期卧床的中风病人营养不良也是十分常见的并发症,这些机制都促进了肌肉衰减综合征合并脑血管疾病的风险[117～119]。

目前,中枢神经系统疾病(及其他导致运动障碍的疾病)中废用性萎缩的治疗手段主要集中在胰岛素样生长因子 1、pip3/akt/tsc/mtor 途径和 pip3/akt/gsk - 3β 途径、运动、营养补充剂等。由于肌肉做功增加可以刺激胰岛素样生长因子 - 1 的水平,这种分子被认为是治疗肌萎缩的潜在靶点。而运动是增加肌肉质量的首要治疗方法。一些研究表明偏心运动比同心运动更能增加肌肉质量和肌力。运动也能减少健康人中肌抑制素的表达和产生。

早期脑卒中康复理论表明,抗阻训练可能会增加痉挛对运动性能产生不利影响。例如,Bobath 建议,对于上运动神经元损伤患者,应避免进行大阻力训练。因为在痉挛状态下,如果去抑制,特别是使用强直性肌肉收缩来加强肌肉,只会加强异常的肌肉收缩,并随之增加痉挛。而多项系统回顾的结果表明,事实上在中风后,一些人的肌肉力量可能会受到损害。此外,他们的困难在于选择适当的时机和力量产生来激活肌肉,以适应不同的任务限制。渐进式抗阻训练在 21～25 岁的中风幸存者中具有良好的耐受性并可增加肌肉力量,抗阻训练可以增强下肢肌肉并减少脂肪浸润。当渐进式抗阻训练与有氧训练相结合时,步态表现(6 min 步行速度)也有改善。一项研究表明,对于不能进行抗阻训练的脑卒中患者,进行神经肌肉电刺激可获得与运动相似的结果。而且可以通过转移从膳食蛋白质中捕获的氨基酸,得以构建骨骼肌蛋白质[120,121]。

四、合并糖尿病

流行病学调查数据显示,年龄大于 60 岁的人群中超过 18.8%患有糖尿病,糖尿病患者伴有糖脂代谢的改变、营养摄入不足等因素,是肌肉衰减综合征发生的高危人群。研究显示,60 岁以上 2 型糖尿病患者肌肉衰减综合征的患病率明显高于非糖尿病患者。糖尿病和肌肉衰减综合征相互影响,两者存在共同的病因和病理生理通路,包括体力活动减少、合成代谢激素如胰岛素样生长因子(IGF-1)、睾酮、肠促激素等活性降低,及循环障碍等。老年糖尿病患者因胰岛功能明显下降,血糖波动较大,肌肉衰减综合征的发病率也较高。肌肉衰减综合征对于老年糖尿病患者的血糖控制不利,是影响血糖波动的主要因素之一,也增加患者跌倒骨折,甚至死亡的风险[122,123]。

运动在糖尿病治疗中占重要地位。运动可增加胰岛素敏感性,有助于控制血糖和体重。研究证实,进行抗阻训练后,糖尿病病人空腹血糖、餐后 2 h 血糖、胆固醇、糖化血红蛋白(HbAlc)及甘油三酯水平降低,说明抗阻训练可有效地降低糖尿病病人的血糖水平,改善血糖、血脂。对于老年糖尿病合并肌肉衰减综合征患者,参照老年人蛋白质需求研究小组(study group on meeting protein needs of older people,PROT-AGE)建议,每天 30 min 微微出汗的运动量,再加上 1 周 3 次 20 min 的抗阻训练,可以有效改善代谢状态,改善肌肉的耐力和力量,减少衰老过程中跌倒及活动障碍的发生。营养摄入不足是肌肉衰减综合征发生的重要危险因素,老年糖尿病患者因糖尿病饮食不合理或控制血糖等原因,往往存在营养不良。Rizzoli 研究推荐,最佳的膳食蛋白质摄入量是每日 1.0~1.2 g/kg 体重,并合理分配每餐的蛋白质摄入量,长期补充包含一定量亮氨酸的必需氨基酸,可以防止骨骼肌减少,刺激骨骼肌合成代谢,促进肌肉细胞信号转导和蛋白质合成。对于肾功能正常的老年糖尿病患者,合理、均衡分配各种营养物质,保证合理的蛋白质摄入,对保证其健康状况,纠正代谢紊乱非常有益。胰岛素可以促进蛋白质的合成;二甲双胍可以增加肌肉质量,减轻体重,在一定程度上可以防止老年糖尿病患者肌肉衰减综合征的发生。目前,所有关于降糖药物对预防和治疗老年糖尿病患者肌肉衰减综合征发生的有效性及安全性的研究仍处于初步探索阶段,缺乏足够的实验资料及临床数据支持,还需要进一步研究。

参考文献 ....

[1] Phu S, Boersma D, Duque G. Exercise and sarcopenia [J]. J Clin Densitom, 2015,18(4):488-492.

[2] 汪毅,郭娴,严翊,等.增龄性骨骼肌衰减综合征的发病机制与运动疗法研究进展[J].中国运动医学杂志,2016,35(6):568-572,587.

[3] 罗敷,周君.老年肌肉衰减综合征的康复研究进展[J].中国康复理论与实践,2018,24(3):256-259.

[4] Larsson L, Degens H, Li M S, et al. Sarcopenia:aging-related loss of muscle mass and function [J]. Physiol Rev, 2019, 99 (1): 427-511.

[5] 陈恒亭,马信龙,马剑雄,等.肌肉减少症运动疗法[J].中华骨质疏松和骨矿盐疾病杂志,2017,10(6):582-588.

[6] Dhillon R J S, Hasni S. Pathogenesis and management of sarcopenia [J]. Clin Geriatr Med, 2017,33(1):17-26.

[7] 陈小雨,郭琪,张译丹,等.运动疗法在肌肉衰减综合征中的应用进展[J].中国康复医学杂志,2018,33(8):981-984.

[8] 孙建琴,张坚,常翠青,等.肌肉衰减综合征营养与运动干预中国专家共识(节录)[J].营养学报,2015,37(4):320-324.

[9] 苏媛媛,张伟宏,宋晓月,等.抗阻训练治疗慢性心力衰竭相关性肌少症的研究进展[J].中国康复理论与实践,2017,23(7):799-801.

[10] 王锋,吴雪萍.老年人肌肉衰减综合征运动干预方法的研究进展[J].中华老年多器官疾病杂志,2018,17(5):347-350.

[11] 韩佩佩,郭琪,潘翔,等.老年人肌肉衰减综合征的诊断标准与运动疗法[J].中国康复医学杂志,2015,30(3):290-294.

[12] 谭敏,胡秀英,刘祚燕.老年人平衡功能评估与训练研究新进展[J].华西医学,2019,34(1):86-90.

[13] Wang J T, Chen Z, Song Y T. Falls in aged people of the Chinese

mainland: Epidemiology, risk factors and clinical strategies [J]. Ageing Res Rev. , 2010,9 Suppl 1:S13 - 17.

[14] 王筱筱,李呈,方红,等. 平衡训练对老年人跌倒发生及平衡功能影响的 Meta 分析[J]. 护理研究,2019,33(5):775 - 780.

[15] 王连,汪宗保. 功能性训练对老年人健康体适能的影响. 2018 年中国生理学会运动生理学专业委员会会议暨"科技创新与运动生理学"学术研讨会. 中国河南新乡;2018.

[16] Houston D K, Nicklas B J, Ding J Z, et al. Dietary protein intake is associated with lean mass change in older, community-dwelling adults: the Health, Aging, and Body Composition (Health ABC) Study [J]. Am J Clin Nutr, 2008,87(1):150 - 155.

[17] Beasley J M, Wertheim B C, Lacroix A Z, et al. Biomarker-calibrated protein intake and physical function in the Women's Health Initiative [J]. J Am Geriatr Soc, 2013, 61 (11): 1863 - 1871.

[18] Chale A, Cloutier G J, Hau C, et al. Efficacy of whey protein supplementation on resistance exercise-induced changes in lean mass, muscle strength, and physical function in mobility-limited older adults [J]. J Gerontol A Biol Sci Med Sci, 2013, 68(6): 682 - 690.

[19] Van Vliet S, Burd N A, Van Loon L J. The skeletal muscle anabolic response to plant-versus animal-based protein consumption [J]. J Nutr, 2015,145(9):1981 - 1991.

[20] Tang J E, Moore D R, Kujbida G W, et al. Ingestion of whey hydrolysate, casein, or soy protein isolate: effects on mixed muscle protein synthesis at rest and following resistance exercise in young men [J]. J Appl Physiol (1985),2009,107(3):987 - 992.

[21] Rennie M J, Bohe J, Wolfe R R. Latency, duration and dose response relationships of amino acid effects on human muscle protein synthesis [J]. J Nutr, 2002,132(10):3225S - 3227S.

[22] Gweon H, Sung H, Lee D. Short-term protein intake increases fractional synthesis rate of muscle protein in the elderly: meta-analysis [J]. Nutr Res Pract, 2010,4(5):375 - 382.

[23] Naseeb M A, Volpe S L. Protein and exercise in the prevention of sarcopenia and aging [J] Nutr Res. , 2017,40:1 - 20.

[24] Paddon-Jones D, Short K R, Campbell W W, et al. Role of dietary protein in the sarcopenia of aging [J]. Am J Clin Nutr. , 2008,87 (5):1562S - 1566S.

[25] Xu Z R, Tan Z J, Zhang Q, et al. The effectiveness of leucine on muscle protein synthesis, lean body mass and leg lean mass accretion in older people: a systematic review and meta-analysis [J]. Br J Nutr. , 2015,113(1):25 - 34.

[26] Deutz N E, Pereira S L, Hays N P, et al. Effect of β-hydroxy-β-methylbutyrate (HMB) on lean body mass during 10 days of bed rest in older adults [J]. Clin Nutr. , 2013,32(5):704 - 712.

[27] Wu H, Xia Y, Jiang J, et al. Effect of β-hydroxy-β-methylbutyrate supplementation on muscle loss in older adults: a systematic review and meta-analysis [J]. Arch Gerontol Geriatr, 2015, 61 (2): 168 - 175.

[28] Kunkel S D, Suneja M, Ebert S M, et al. mRNA expression signatures of human skeletal muscle atrophy identify a natural compound that increases muscle mass [J]. Cell Meta. , 2011,13 (6):627 - 638.

[29] Visser M, Deeg D J, Lips P, et al. Low vitamin D and high parathyroid hormone levels as determinants of loss of muscle strength and muscle mass (sarcopenia): the Longitudinal Aging Study Amsterdam [J]. J Clin Endocrinol Metab, 2003,88(12): 5766 - 5772.

[30] Domingues-Faria C, Boirie Y, Walrand S. Vitamin D and muscle trophicity [J]. Curr Opin Clin Nutr Metab Care, 2017, 20 (3): 169 - 174.

[31] Ceglia L, Niramitmahapanya S, Da Silva Morais M, et al. A randomized study on the effect of vitamin D(3) supplementation on skeletal muscle morphology and vitamin D receptor concentration in older women [J]. J Clin Endocrinol Metab, 2013, 98 (12): E1927 - 1935.

[32] Muir S W, Montero-Odasso M. Effect of vitamin D supplementation on muscle strength, gait and balance in older adults: a systematic review and meta-analysis [J]. J Am Geriatr Soc, 2011, 59 (12): 2291 - 2300.

[33] Beaudart C, Buckinx F, Rabenda V, et al. The effects of vitamin D on skeletal muscle strength, muscle mass, and muscle power: a systematic review and meta-analysis of randomized controlled trials [J]. J Clin Endocrinol Metab, 2014, 99(11): 4336 - 4345.

[34] Cameron I D, Gillespie L D, Robertson M C, et al. Interventions for preventing falls in older people in care facilities and hospitals [J]. Cochrane Database Syst Rev, 2012, 12: CD005465.

[35] Murad M H, Elamin K B, Abu Elnour N O, et al. Clinical review: The effect of vitamin D on falls: a systematic review and meta-analysis [J]. J Clin Endocrinol Metab, 2011, 96(10): 2997 - 3006.

[36] Semba R D, Bartali B, Zhou J, et al. Low serum micronutrient concentrations predict frailty among older women living in the community [J]. J Gerontol A Biol Sci Med Sci, 2006, 61 (6): 594 - 599.

[37] Passerieux E, Hayot M, Jaussent A, et al. Effects of vitamin C, vitamin E, zinc gluconate, and selenomethionine supplementation on muscle function and oxidative stress biomarkers in patients with facioscapulohumeral dystrophy: a double-blind randomized controlled clinical trial [J]. Free Radic Biol Med, 2015, 81: 158 - 169.

[38] Narotzki B, Reznick A Z, Navot-Mintzer D, et al. Green tea and vitamin E enhance exercise-induced benefits in body composition, glucose homeostasis, and antioxidant status in elderly men and women [J] J Am Coll Nutr., 2013, 32(1): 31 - 40.

[39] Saito K, Yokoyama T, Yoshida H, et al. A significant relationship between plasma vitamin C concentration and physical performance among Japanese elderly women [J]. J Gerontol A Biol Sci Med Sci, 2012, 67(3): 295 - 301.

[40] Lauretani F, Semba R D, Bandinelli S, et al. Carotenoids as

protection against disability in older persons [J]. Rejuvenation Res, 2008,11(3):557 - 563.

[41] Baylis D, Ntani G, Edwards M H, et al. Inflammation, telomere length, and grip strength: a 10-year longitudinal study [J]. Calcif Tissue Int, 2014,95(1):54 - 63.

[42] Li K L, Huang T, Zheng J S, et al. Effect of marine-derived n-3 polyunsaturated fatty acids on C-reactive protein, interleukin 6 and tumor necrosis factor α: a meta-analysis [J]. PloS One, 2014,9(2): e88103.

[43] Reinders I, Murphy R A, Song X, et al. Polyunsaturated fatty acids in relation to incident mobility disability and decline in gait speed: the Age, Gene/Environment Susceptibility-Reykjavik Study [J] Eur J Clin Nutr. , 2015,69(4):489 - 493.

[44] Rodacki C L, Rodacki A L, Pereira G, et al. Fish-oil supplementation enhances the effects of strength training in elderly women [J]. Am J Clin Nutr, 2012,95(2):428 - 436.

[45] Krzyminska-Siemaszko R, Czepulis N, Lewandowicz M, et al. The effect of a 12-week Omega-3 supplementation on body composition, muscle strength and physical performance in elderly individuals with decreased muscle mass [J]. Int J Environ Res Public Health, 2015, 12(9):10558 - 10574.

[46] Radavelli-Bagatini S, Zhu K, Lewis J R, et al. Association of dairy intake with body composition and physical function in older community-dwelling women [J]. J Acad Nutr Diet, 2013,113(12): 1669 - 1674.

[47] Aleman-Mateo H, Carreon V R, Macias L, et al. Nutrient-rich dairy proteins improve appendicular skeletal muscle mass and physical performance, and attenuate the loss of muscle strength in older men and women subjects: a single-blind randomized clinical trial [J]. Clin Interv Aging, 2014,9:1517 - 1525.

[48] Hagan K A, Chiuve S E, Stampfer M J, et al. Greater adherence to the alternative healthy eating index is associated with lower incidence of physical function impairment in the Nurses' Health Study [J]. J

Nutr. , 2016,146(7):1341 – 1347.

[49] Henriquez Sanchez P, Ruano C, De Irala J, et al. Adherence to the Mediterranean diet and quality of life in the SUN Project [J]. Eur J Clin Nutr, 2012,66(3):360 – 368.

[50] Bauer J M, Verlaan S, Bautmans I, et al. Effects of a vitamin D and leucine-enriched whey protein nutritional supplement on measures of sarcopenia in older adults, the PROVIDE study: a randomized, double-blind, placebo-controlled trial [J]. J Am Med Dir Assoc, 2015,16(9):740 – 747.

[51] Veronese N, Berton L, Carraro S, et al. Effect of oral magnesium supplementation on physical performance in healthy elderly women involved in a weekly exercise program: a randomized controlled trial [J]. Am J Clin Nutr, 2014,100(3):974 – 981.

[52] Van Dronkelaar C, Van Velzen A, Abdelrazek M, et al. Minerals and sarcopenia; the role of calcium, iron, magnesium, phosphorus, potassium, selenium, sodium, and zinc on muscle mass, muscle strength, and physical performance in older adults: a systematic review [J]. J Am Med Dir Assoc, 2018,19(1):6 – 11 e3.

[53] Buigues C, Fernandez-Garrido J, Pruimboom L, et al. Effect of a prebiotic formulation on frailty syndrome: a randomized, double-blind clinical trial [J]. Int J Mol Sci, 2016,17(6).

[54] Trabal J, Forga M, Leyes P, et al. Effects of free leucine supplementation and resistance training on muscle strength and functional status in older adults: a randomized controlled trial [J]. Clin Interv Aging, 2015,10:713 – 723.

[55] Cermak N M, Res P T, De Groot L C, et al. Protein supplementation augments the adaptive response of skeletal muscle to resistance-type exercise training: a meta-analysis [J]. Am J Clin Nutr, 2012,96(6):1454 – 1464.

[56] Josse A R, Tang J E, Tarnopolsky M A, et al. Body composition and strength changes in women with milk and resistance exercise [J]. Med Sci Sports Exerc, 2010,42(6):1122 – 1130.

[57] Morley J E. Pharmacologic Options for the treatment of sarcopenia

[J]. Calcif Tissue Int，2016，98(4)：319 - 333.

[58] Borst S E，Mulligan T. Testosterone replacement therapy for older men [J]. Clin Interv Aging，2007，2(4)：561 - 566.

[59] Ferrando A A，Sheffield-Moore M，Paddon-Jones D，et al. Differential anabolic effects of testosterone and amino acid feeding in older men [J]. J Clin Endocrinol Metab，2003，88(1)：358 - 362.

[60] Matsumoto A M. Andropause：clinical implications of the decline in serum testosterone levels with aging in men [J]. J Gerontol A Biol Sci Med Sci，2002，57(2)：M76 - 99.

[61] Morgentaler A，Miner M M，Caliber M，et al. Testosterone therapy and cardiovascular risk：advances and controversies [J]. Mayo Clin Proc，2015，90(2)：224 - 251.

[62] Bhasin S，Jasuja R. Selective androgen receptor modulators as function promoting therapies [J]. Curr Opin Clin Nutr Metab Care，2009，12(3)：232 - 240.

[63] Calvani R，Miccheli A，Landi F，et al. Current nutritional recommendations and novel dietary strategies to manage sarcopenia [J]. J Frailty Aging，2013，2(1)：38 - 53.

[64] Cesari M，Penninx B W，Pahor M，et al. Inflammatory markers and physical performance in older persons：the InCHIANTI study [J]. J Gerontol A Biol Sci Med Sci. ，2004，59(3)：242 - 248.

[65] Dalton J T，Barnette K G，Bohl C E，et al. The selective androgen receptor modulator GTx - 024 (enobosarm) improves lean body mass and physical function in healthy elderly men and postmenopausal women：results of a double-blind，placebo-controlled phase II trial [J]. J Cachexia Sarcopenia Muscle，2011，2(3)：153 - 161.

[66] Basaria S，Collins L，Dillon E L，et al. The safety，pharmacokinetics，and effects of LGD - 4033，a novel nonsteroidal oral，selective androgen receptor modulator，in healthy young men [J]. J Gerontol A Biol Sci Med Sci，2013，68(1)：87 - 95.

[67] Cesari M，Fielding R，Benichou O，et al. Pharmacological interventions in frailty and sarcopenia：report by the International

Conference on Frailty and Sarcopenia Research Task Force [J]. J Frailty Aging, 2015,4(3):114-120.

[68] Travison T G, Basaria S, Storer T W, et al. Clinical meaningfulness of the changes in muscle performance and physical function associated with testosterone administration in older men with mobility limitation [J]. J Gerontol A Biol Sci Med Sci, 2011,66 (10):1090-1099.

[69] Rudman D. Growth hormone, body composition, and aging [J]. J Am Geriatr Soc, 1985,33(11):800-807.

[70] Kostyo J L. Rapid effects of growth hormone on amino acid transport and protein synthesis [J]. Ann N Y Acad Sci, 1968,148 (2):389-407.

[71] Rudman D, Feller A G, Nagraj H S, et al. Effects of human growth hormone in men over 60 years old [J]. N Engl J Med, 1990,323 (1):1-6.

[72] De Luca A, Pierno S, Cocchi D, et al. Growth hormone administration to aged rats improves membrane electrical properties of skeletal muscle fibers [J]. J Pharmacol Exp Ther, 1994,269(3): 948-953.

[73] Liu C J, Latham N K. Progressive resistance strength training for improving physical function in older adults [J]. Cochrane Database Syst Rev, 2009,(3):CD002759.

[74] Sullivan D H, Carter W J, Warr W R, et al. Side effects resulting from the use of growth hormone and insulin-like growth factor-I as combined therapy to frail elderly patients [J]. J Gerontol A Biol Sci Med Sci, 1998,53(3):M183-187.

[75] Chen J A, Splenser A, Guillory B, et al. Ghrelin prevents tumour- and cisplatin-induced muscle wasting: characterization of multiple mechanisms involved [J]. J Cachexia Sarcopenia Muscle, 2015,6 (2):132-143.

[76] Porporato P E, Filigheddu N, Reano S, et al. Acylated and unacylated ghrelin impair skeletal muscle atrophy in mice [J]. J Clin Invest, 2013,123(2):611-622.

[77] Tamaki M, Hagiwara A, Miyashita K, et al. Improvement of physical decline through combined effects of muscle enhancement and mitochondrial activation by a gastric hormone ghrelin in male 5/6Nx CKD model mice [J]. Endocrinology, 2015, 156 (10): 3638 – 3648.

[78] Ali S, Garcia J M. Sarcopenia, cachexia and aging: diagnosis, mechanisms and therapeutic options-a mini-review [J]. Gerontology, 2014,60(4):294 – 305.

[79] Yu F, Degens H, Li X, et al. Gender- and age-related differences in the regulatory influence of thyroid hormone on the contractility and myosin composition of single rat soleus muscle fibres [J]. Pflugers Arch, 1998,437(1):21 – 30.

[80] Degens H, Gilde A J, Lindhout M, et al. Functional and metabolic adaptation of the heart to prolonged thyroid hormone treatment [J]. Am J Physiol Heart Circ Physiol, 2003,284(1):H108 – 115.

[81] Hamilton M A, Stevenson L W, Fonarow G C, et al. Safety and hemodynamic effects of intravenous triiodothyronine in advanced congestive heart failure [J]. Am J Cardiol, 1998,81(4):443 – 447.

[82] Woeber K A. Thyrotoxicosis and the heart [J]. N Engl J Med, 1992,327(2):94 – 98.

[83] Xu M, Tchkonia T, Ding H, et al. JAK inhibition alleviates the cellular senescence-associated secretory phenotype and frailty in old age [J]. Proc Natl Acad Sci U S A, 2015,112(46):E6301 – 6310.

[84] Verstovsek S, Mesa R A, Gotlib J, et al. The clinical benefit of ruxolitinib across patient subgroups: analysis of a placebo-controlled, Phase III study in patients with myelofibrosis [J]. Br J Haematol, 2013,161(4):508 – 516.

[85] Zhu Y, Tchkonia T, Fuhrmann-Stroissnigg H, et al. Identification of a novel senolytic agent, navitoclax, targeting the Bcl – 2 family of anti-apoptotic factors [J]. Aging Cell, 2016,15(3):428 – 435.

[86] Zhu Y, Tchkonia T, Pirtskhalava T, et al. The Achilles' heel of senescent cells: from transcriptome to senolytic drugs [J]. Aging Cell, 2015,14(4):644 – 658.

[87] Bautmans I, Onyema O, Van Puyvelde K, et al. Grip work estimation during sustained maximal contraction: validity and relationship with dependency and inflammation in elderly persons [J]. J Nutr Health Aging, 2011,15(8):731 – 736.

[88] Ferrucci L, Penninx B W, Volpato S, et al. Change in muscle strength explains accelerated decline of physical function in older women with high interleukin-6 serum levels [J]. J Am Geriatr Soc, 2002,50(12):1947 – 1954.

[89] Haren M T, Malmstrom T K, Miller D K, et al. Higher C-reactive protein and soluble tumor necrosis factor receptor levels are associated with poor physical function and disability: a cross-sectional analysis of a cohort of late middle-aged African Americans [J]. J Gerontol A Biol Sci Med Sci, 2010,65(3):274 – 281.

[90] Rainsford K D. Discovery, mechanisms of action and safety of ibuprofen [J]. Int J Clin Pract Suppl, 2003,(135):3 – 8.

[91] Pedersen B K. Anti-inflammation—just another word for anti-ageing? [J]. J Physiol, 2009,587(Pt 23):5515.

[92] Asanuma M, Miyazaki I. Nonsteroidal anti-inflammatory drugs in experimental parkinsonian models and Parkinson's disease [J]. Curr Pharm Des, 2008,14(14):1428 – 1434.

[93] Landi F, Marzetti E, Liperoti R, et al. Nonsteroidal anti-inflammatory drug (NSAID) use and sarcopenia in older people: results from the ilSIRENTE study [J]. J Am Med Dir Assoc, 2013, 14(8):626 e9 – 13.

[94] Attie K M, Borgstein N G, Yang Y, et al. A single ascending-dose study of muscle regulator ACE – 031 in healthy volunteers [J]. Muscle Nerve, 2013,47(3):416 – 423.

[95] Becker C, Lord S R, Studenski S A, et al. Myostatin antibody (LY2495655) in older weak fallers: a proof-of-concept, randomised, phase 2 trial [J]. Lancet Diabetes Endocrinol, 2015, 3 (12): 948 – 957.

[96] Liguori I, Russo G, Aran L, et al. Sarcopenia: assessment of disease burden and strategies to improve outcomes [J]. Clin Interv

Aging, 2018,13:913 - 927.

[97] Rom O, Kaisari S, Aizenbud D, et al. Sarcopenia and smoking: a possible cellular model of cigarette smoke effects on muscle protein breakdown [J]. Ann N Y Acad Sci, 2012,1259:47 - 53.

[98] Rom O, Reznick A Z, Keidar Z, et al. Smoking cessation-related weight gain: beneficial effects on muscle mass, strength and bone health [J]. Addiction, 2015,110(2):326 - 335.

[99] Coulson C E, Williams L J, Brennan S L, et al. Alcohol consumption and body composition in a population-based sample of elderly Australian men [J]. Aging Clin Exp Res, 2013,25(2):183 - 192.

[100] Chan D D, Tsou H H, Chang C B, et al. Integrated care for geriatric frailty and sarcopenia: a randomized control trial [J]. J Cachexia Sarcopenia Muscle, 2017,8(1):78 - 88.

[101] Kemmler W, Weissenfels A, Teschler M, et al. Whole-body electromyostimulation and protein supplementation favorably affect sarcopenic obesity in community-dwelling older men at risk: the randomized controlled FranSO study [J]. Clin Interv Aging, 2017,12:1503 - 1513.

[102] Wei N, Pang M Y, Ng S S, et al. Optimal frequency/time combination of whole body vibration training for developing physical performance of people with sarcopenia: a randomized controlled trial [J]. Clin Rehabil, 2017,31(10):1313 - 1321.

[103] Naranjo J D, Dziki J L, Badylak S F. Regenerative medicine approaches for age-related muscle loss and sarcopenia: a mini-review [J]. Gerontology, 2017,63(6):580 - 589.

[104] Dziki J, Badylak S, Yabroudi M, et al. An acellular biologic scaffold treatment for volumetric muscle loss: results of a 13-patient cohort study [J]. NPJ Regen Med, 2016,1:16008.

[105] Harrington D, Anker S D, Chua T P, et al. Skeletal muscle function and its relation to exercise tolerance in chronic heart failure [J]. J Am Coll Cardiol, 1997,30(7):1758 - 1764.

[106] Springer J, Adams V, Anker S D. Myostatin: Regulator of muscle wasting in heart failure and treatment target for cardiac cachexia

[J]. Circulation, 2010,121(3):354 - 356.

[107] Miller M S, Vanburen P, Lewinter M M, et al. Mechanisms underlying skeletal muscle weakness in human heart failure: alterations in single fiber myosin protein content and function [J]. Circ Heart Fail, 2009,2(6):700 - 706.

[108] Balagopal P, Schimke J C, Ades P, et al. Age effect on transcript levels and synthesis rate of muscle MHC and response to resistance exercise [J]. Am J Physiol Endocrinol Metab, 2001, 280(2): E203 - 208.

[109] Witham M D, Sumukadas D, Mcmurdo M E. ACE inhibitors for sarcopenia:as good as exercise training? [J]. Age Ageing, 2008, 37(4):363 - 365.

[110] Iellamo F, Volterrani M, Caminiti G, et al. Testosterone therapy in women with chronic heart failure: a pilot double-blind, randomized, placebo-controlled study [J]. J Am Coll Cardiol, 2010,56(16):1310 - 1306.

[111] Hirschfeld H P, Kinsella R, Duque G. Osteosarcopenia: where bone, muscle, and fat collide [J]. Osteoporos Int, 2017,28(10): 2781 - 2790.

[112] 中华医学会骨质疏松和骨矿盐疾病分会. 肌少症共识[J]. 中华骨质疏松和骨矿盐疾病杂志,2016,9(3):215 - 227.

[113] Garcia J M, Boccia R V, Graham C D, et al. Anamorelin for patients with cancer cachexia: an integrated analysis of two phase 2, randomised, placebo-controlled, double-blind trials [J]. Lancet Oncol, 2015,16(1):108 - 116.

[114] Phillips S M, Martinson W. Nutrient-rich, high-quality, protein-containing dairy foods in combination with exercise in aging persons to mitigate sarcopenia [J]. Nutr Rev, 2019, 77(4): 216 - 229.

[115] 姚思宏,孙卫平. 肌少症与骨质疏松症相关性研究进展[J]. 新医学, 2019,50(3):153 - 156.

[116] 中华医学会骨质疏松和骨矿盐疾病分会. 原发性骨质疏松症诊疗指南(2017)[J]. 中华骨质疏松和骨矿盐疾病杂志,2017,10(5):

413 – 443.

[117] Scherbakov N, Doehner W. Sarcopenia in stroke-facts and numbers on muscle loss accounting for disability after stroke [J]. J Cachexia Sarcopenia Muscle, 2011,2(1):5 – 8.

[118] Bernhardt J, Dewey H, Thrift A, et al. Inactive and alone: physical activity within the first 14 days of acute stroke unit care [J]. Stroke, 2004,35(4):1005 – 1009.

[119] Kortebein P, Ferrando A, Lombeida J, et al. Effect of 10 days of bed rest on skeletal muscle in healthy older adults [J]. Jama, 2007,297(16):1772 – 1774.

[120] Carda S, Cisari C, Invernizzi M. Sarcopenia or muscle modifications in neurologic diseases: a lexical or patophysiological difference? [J]. Eur J Phys Rehabil Med, 2013,49(1):119 – 130.

[121] Morris S L, Dodd K J, Morris M E. Outcomes of progressive resistance strength training following stroke: a systematic review [J]. Clin Rehabil, 2004,18(1):27 – 39.

[122] Fielding R A, Vellas B, Evans W J, et al. Sarcopenia: an undiagnosed condition in older adults. current consensus definition: prevalence, etiology, and consequences. International working group on sarcopenia [J]. J Am Med Dir Assoc, 2011,12(4):249 – 256.

[123] 蒋翠萍,张艳,陶晓明,等.老年糖尿病性肌少症的研究进展[J].老年医学与保健,2019,25(2):255 – 257.